サイバーナイフによる定位放射線治療

The Role of the CyberKnife Delivering Stereotactic Radiosurgery

がん治療の120症例にみる症状緩和の実際

渡邉 一夫・堀 智勝 監修
宮﨑 紳一郎・福島 孝徳 著

監修者まえがき

　川崎市麻生区の新百合ヶ丘総合病院が2012年に開院して、早くも４年が経過しました。月日が経つのは早いものですが、ここには私と35年来、同じ理想、目標を持って歩んできました米国デューク大学教授・福島孝徳先生の肝入りで導入されました高精度放射線治療機のサイバーナイフセンターがあり、毎日盛んに多くの患者さんの治療が遂行されております。この現場での治療の実践を何度も目の当たりにして、私の中では次第に期待が現実として確信となってきました。それは、この治療は明らかに今までにはみられない、新しい一つの"文化"の幕開けではないだろうか、ということで、私はますますこの"文化"を推進しなければならないと強く感じております。

　前回『からだにやさしいがん治療の本』として、ＰＥＴＣＴとこの治療を組み合わせて実践した実際の治療例をいくつか画像で示されたのですが、幸いこの書籍が大変に好評をいただきました。今回は再度、福島孝徳先生と宮﨑紳一郎先生に４年間の治療例をお示しいただけるように、労をお願いしました。本作を通じ、彼らの渾身の努力の一端が垣間みられるのではないかと想像します。

　新しい"文化"の一端をご覧いただけるものと確信していますので、どうぞ一読をよろしくお願いします。また併せて引き続き、今後共、当グループへのご指導、ご鞭撻をよろしくお願いします。

2016年8月

南東北グループ
一般財団法人　脳神経疾患研究所付属　総合南東北病院
理事長　総長
渡邉　一夫

著者まえがき

がんに対する高精度放射線治療へのあくなき挑戦

　一般に、その人の道具や仕事場をみると、その人の"ウデ"がよくわかります。私の仕事分野の脳神経外科でも道具は極めて大事で、いくつかのキーポイントとなる道具の登場が革命を起こしてきました。

　1つ目は1967年、スイスのヤシャルギルによる手術用顕微鏡（microscope）の導入です。肉眼での手術を遥かに大きく拡大して正確にみることで、まったく違う世界があらわれ、狭いスペースの中で正確に余分な操作を省いて仕事が成し遂げられるようになりました。

　2つ目は、1955年にニューヨークのレナードマリスによる双極凝固止血器（bipolar coagulator）の開発です。出血との戦いの脳神経外科手術の術野を安全に、完全に止血すること、それによりmicro-anatomyがよく掌握できるようになりました。

　そして3つ目は、私の福島式（micro-instrument）の開発です。特に、涙の吸引管（suction）や小曲がりハサミ（micro-scissors）は顕微鏡手術の狭い世界で、綺麗な無血手術を遂行するための重要な役割を果たしてきました。これらの道具は、術者の治療の理念を遂行するために創意工夫され、実地に使用され、目標への到達を可能にしてきました。

　宮﨑先生は、2003年頃よりサイバーナイフの定位放射線治療に大変興味を持っておりましたが、アドラー（John R.Adler,Jr.）教授が来日した折に直接面談する機会を得て、ますます、実際にこの治療に従事したいと希望するようになりました。これもまた、治療の理念、目標と、それを実行する手段、道具としてのサイバーナイフに大変魅了されたものと理解しました。

　彼は、脳腫瘍や頭蓋底の症例のみならず、頭頸部腫瘍、肺がん、腹部腫瘍、前立腺がんなど全身の悪性腫瘍、さらに血管等の病変（脳動静脈奇形）まで、幅広く種々さまざまな疾患の治療経験を持っています。そして膨大な症例数の臨床データを有する我が国で、最も学識のある熟練医であると思います。

　私、福島とは35年もの長きに亘って一緒に勉強し、仕事をしております。これまでに6000人にも及ぶ患者さんにサイバーナイフ治療を行い、毎日、早朝から深夜まで福島に負けないくらい、超多忙な臨床治療学術活動を行っているわけですが、がんという病気へのあくなき挑戦は衰えることはありません。

　本書は、サイバーナイフ治療の実際を、それぞれの症例ごとに詳しく記載したわかりやすい本です。興味を持たれた方は、ぜひ御一読をおすすめします。

今後とも、宮﨑先生への温かい御支援をお願いしたい次第です。

「すべては患者さんのために」

米国デューク大学脳神経外科教授
福島　孝徳

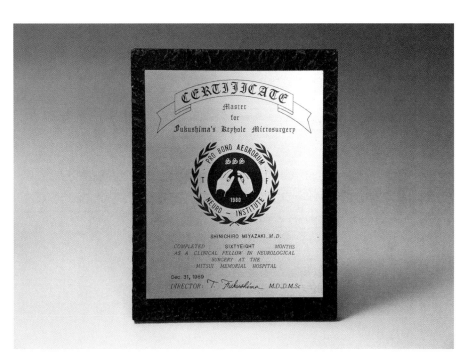

福島式顕微鏡手術免許皆伝の証

監修にあたって

サイバーナイフは頭蓋咽頭腫および巨大動静脈奇形に有効な治療である

◆頭蓋咽頭腫治療にあたって

　X年8月に手術をした視野障害を伴った大きな頭蓋咽頭腫の患者さんが東京クリニックに来られた。16歳の女性で、術前背丈も低く、ホルモン低下の状態であったが、手術用顕微鏡でほぼ全摘出して、視野障害も改善し、その後、内分泌障害に対して成長ホルモンなどを投与して背丈も伸び、今回のMRIでは腫瘍の再発はないようであった。しかし、手術的に全摘出したと思ってもその後、数年間で再発することも稀ではない。東京女子医大では再手術・ガンマナイフを照射して、これでもう再発はないだろうと思っていると、また腫瘍が再発することを稀ならず経験した。

　この再発の問題を解決してくれたのがサイバーナイフである。私は放射線治療のことは素人で全部を理解している訳ではないが、ある大先生が20年前に手術した頭蓋咽頭腫の患者さんが、視力低下が出現して白内障でも出たのかと思い、眼科に行って調べたら腫瘍の再発と診断されて、新百合ケ丘総合病院で手術を行った。ご高齢なので合併症が出ないようにやや遠慮気味に手術を行ったところ、術後1年のMRIで嚢胞性腫瘍の小再発が認められた。そこで、宮﨑先生にお願いしてサイバーナイフを行っていただいたところ、嚢胞性小腫瘍は消失して、すでに2年が経過するが腫瘍の再増大はない。少量分割照射であるという点と、ガンマナイフよりやや広めに照射が行われるのがサイバーの特徴かと素人の私は愚考している。もちろん私は手術を行う脳神経外科医であるので、頭蓋咽頭腫に対してサイバーナイフを第一選択にしようとは思っていないが、全摘出をなし得たと思った症例の20％前後に起こるこの小再発に関しては、無条件にサイバーナイフ治療をお願いすることにしている。

◆動静脈奇形（AVM）治療にあたって

　動静脈奇形（AVM）という疾患に関してはグレードというものがあり、グレード1-2では文句なく手術的治療が非常に好成績をもたらす。しかし、グレード3-5に関して、特に4や5では手術的治療の成績は芳しくない。大きな動静脈奇形では血管内治療を行い、小さくしてから手術という方針をとる脳外科医もいるが、この本にも多くの症例が提示されているように第一選択としてサイバーナイフをおすすめする。ガンマナイフの場合には照射後の出血が危惧されるが、サイバーナイフではこのような出血がほとんどないようである。出血しても小出血であれば保存的治療で切り抜けることが可能である。

なぜガンマナイフとサイバーナイフと効果が異なるのかを一寸考察してみる。

　私はグレード4-5でも手術的治療を行ってきた。びっくりするようなＡＶＭでもなんとか全摘出を行ってきた。私が40代の血気盛んな頃、2回に分けて計41時間の手術を行ったてんかんを伴う左側頭葉の巨大ＡＶＭの患者さんの手術を思い浮かべると、決して奇形ギリギリに手術を行うわけではなく、栄養血管の処理も奇形に入る直前で処理するだけではなく、少しマージンを取って処理を進めなければグレード5の手術を無事に遂行することは不可能である。一番悪いのは血管内治療やガンマナイフを行っても完全に消失しない動静脈奇形では異常な血管が新生してしまい、不完全な治療をすればするほど治癒が困難になることである。

　こういう病変を外科的に摘出にかかると予期せぬところから出血（異常血管から）が起こり、不完全な摘出で撤退せざるを得なくなることを私は経験している。

　宮﨑先生がサイバーナイフを照射して、異常血管は消失した症例の手術を行わせていただいた経験はあるが、まったく出血することなく出血しない髄膜腫の手術を行っている印象で、簡単に全摘出可能であった。

　以上、本書に記載されている他の病変でもびっくりするような病変が消失している画像がふんだんに掲載されている。読者の皆さんはこれらの病変は、宮﨑先生の血の出るような努力の末に得られた成功例であることをご理解いただきたい。

新百合ケ丘総合病院客員名誉院長
東京脳神経センター病院院長
堀　智勝

目次　サイバーナイフによる定位放射線治療

監修者まえがき　渡邉一夫 ……………………………………………………………… 1

著者まえがき　福島孝徳 …………………………………………………………………… 2

監修にあたって　堀　智勝 ………………………………………………………………… 4

第1部　サイバーナイフ治療の現状と課題

❶放射線療法におけるサイバーナイフの位置づけ …………………………………… 12

❷機能温存という概念 …………………………………………………………………… 14

❸がん治療における疼痛緩和について ………………………………………………… 16

第2部　サイバーナイフの治療例

4年間の治療症例数と治療部位について …………………………………………… 20

1. 頭蓋内

①眼窩内悪性リンパ腫　90代女性 …………………………………………………… 21
②三叉神経痛を示す三叉神経鞘腫　80代男性 ……………………………………… 22
③三叉神経痛を示す聴神経鞘腫　50代女性 ………………………………………… 23
④三叉神経痛を示す脳動静脈奇形　50代男性 ……………………………………… 24
⑤腎がん　頭蓋底転移　60代女性 …………………………………………………… 25
⑥脳動静脈奇形(運動領)　40代男性 ………………………………………………… 26
⑦三叉神経痛を呈する髄膜腫　60代女性 …………………………………………… 27
⑧脳出血後の脳動静脈奇形　20代男性 ……………………………………………… 28
⑨脳出血で発症した脳動静脈奇形　30代女性 ……………………………………… 29
⑩嗅神経芽腫　50代男性 ……………………………………………………………… 31
⑪子宮体がん術後(頭蓋底骨転移、外転神経麻痺)　60代女性 …………………… 32
⑫眼窩腫瘍(海綿状血管腫)　50代女性 ……………………………………………… 33
⑬前立腺がん　頭蓋底転移　外転神経麻痺　60代男性 …………………………… 34
⑭てんかん発作(脳動静脈奇形、ＡＶＭ)　20代男性 ……………………………… 35
⑮頸部頸動脈分岐部のグロムス腫瘍　60代女性 …………………………………… 36
⑯脳転移(脳室)肺扁平上皮がん　60代女性 ………………………………………… 37
⑰血管外皮腫　40代男性 ……………………………………………………………… 38
⑱脳幹部腫瘍　20代女性 ……………………………………………………………… 39
⑲髄膜腫(鞍結節部)　80代女性 ……………………………………………………… 40
⑳上咽頭がん頭蓋底斜台進展　60代男性 …………………………………………… 41
㉑髄膜腫(頸静脈孔部)　70代女性 …………………………………………………… 42

㉒視神経鞘髄膜腫　50代女性 ･･ 43
㉓正常分娩に至った脳動静脈奇形　20代女性 ･･････････････････････････ 44
㉔下垂体転移(耳下腺がん)　50代女性 ･･･････････････････････････････ 45
㉕乳がんの大きな転移性脳腫瘍　60代女性 ････････････････････････････ 46
㉖大きなeloquent脳動静脈奇形(めまい)　30代男性 ････････････････････ 47
㉗のう胞性の聴神経腫瘍　60代女性 ･･･････････････････････････････････ 48
㉘甲状腺濾胞がんの頭蓋骨転移と脳下垂体転移　40代男性 ････････････ 49
㉙眼窩内の海綿状血管腫　50代男性 ･･･････････････････････････････････ 51
㉚海綿静脈洞部海綿状血管腫　50代女性 ･･･････････････････････････････ 51
㉛頭蓋咽頭腫　40代女性 ･･ 52
㉜頭蓋咽頭腫　50代女性 ･･ 53
㉝非機能性下垂体腺腫　60代女性 ･･････････････････････････････････････ 54
㉞髄膜腫(大孔部)　50代女性 ･･････････････････････････････････････ 55
㉟髄膜腫(蝶形骨縁髄膜腫眼窩内進展)　30代女性 ････････････････････ 56
㊱神経鞘腫(舌下神経)　60代男性 ･･････････････････････････････････ 57
㊲脳転移(肺大細胞がん神経内分泌がん)　70代男性 ･･････････････････ 58
㊳髄膜腫(斜台部)　80代男性 ･････････････････････････････････････ 59
㊴脈絡膜悪性黒色腫　50代女性 ･･････････････････････････････････････ 60
㊵髄膜腫(錐体斜台海綿静脈洞部)　60代男性 ････････････････････････ 61

【column】　三叉神経痛の治療；Walter DandyとPeter Jannettaと福島孝徳先生 ････････ 63

2．頭頸部

①悪性リンパ腫(鼻腔)　30代女性 ････････････････････････････････････ 65
②形質細胞腫(鼻腔上顎洞)　60代男性 ････････････････････････････････ 66
③中咽頭がん　頸部リンパ節転移　50代女性 ･･････････････････････････ 67
④下咽頭がん　頸部リンパ節転移　70代男性 ･･････････････････････････ 68
⑤甲状腺乳頭がん、鎖骨窩、頸部リンパ節転移　70代女性 ･･････････････ 69
⑥下咽頭がん　70代男性 ･･ 70
⑦喉頭がん(声門上がん)　70代男性 ･･････････････････････････････････ 72
⑧舌がんの下顎リンパ節転移　60代女性 ･････････････････････････････ 73
⑨多発性骨髄腫(頸椎)　70代男性 ･･････････････････････････････････ 74
⑩喉頭がん(声門上がん)　60代女性 ･･････････････････････････････････ 75
⑪腺様嚢胞がん(口蓋)　50代女性 ･･････････････････････････････････ 76
⑫若年性鼻咽腔血管線維腫　30代男性 ･･･････････････････････････････ 77
⑬喉頭がん(声門がん)　70代男性 ･･･････････････････････････････････ 78
⑭下顎歯肉がん　60代男性 ･･ 79
⑮食道がん(頸胸部)　80代女性 ････････････････････････････････････ 80

⑯甲状腺乳頭がんの口蓋転移　70代女性 …………………………………… 81
⑰上顎歯肉がんの中咽頭転移とルビエールリンパ節転移　70代女性 …… 82
⑱甲状腺髄様がん　ルビエールリンパ節転移　70代女性 ………………… 83
⑲口腔底がん　70代男性 ……………………………………………………… 84
⑳若年性鼻咽頭血管線維腫　10代男性 ……………………………………… 85
㉑篩骨洞がん　80代男性 ……………………………………………………… 86
㉒悪性リンパ腫(頸部腫瘍)　70代男性 ……………………………………… 87
㉓中咽頭がん　60代男性 ……………………………………………………… 88
㉔耳下腺の腺様囊胞がん　50代女性 ………………………………………… 88
㉕副咽頭間隙腫瘍(多型性腺腫疑い)　60代女性 …………………………… 89
㉖下咽頭がん　60代女性 ……………………………………………………… 90
㉗頸部グロムス腫瘍　60代女性 ……………………………………………… 91
㉘悪性黒色腫(副鼻腔)　80代女性 …………………………………………… 92
㉙下咽頭がんの頸部リンパ節転移　60代男性 ……………………………… 94
㉚喉頭がん(声門上がん)　70代男性 ………………………………………… 95

【column】　脳動静脈奇形(ＡＶＭ; arteriovenous malformation)について ……… 96

3．胸部

①多発性骨髄腫(胸椎、腸骨)　50代男性 …………………………………… 97
②胸腺がん　50代男性 ………………………………………………………… 98
③肺扁平上皮がん　70代男性 ………………………………………………… 99
④胸腺がん　50代女性 ………………………………………………………… 99
⑤食道がん(胸部下部)　80代男性 …………………………………………… 100
⑥肺扁平上皮がん　70代男性 ………………………………………………… 101
⑦肺腺がん　70代女性 ………………………………………………………… 102
⑧肺門部扁平上皮がん　70代男性 …………………………………………… 103
⑨胃がん術後　縦隔リンパ節転移　70代男性 ……………………………… 104
⑩左乳がん　70代女性 ………………………………………………………… 104
⑪胸腺がんの肺転移　70代女性 ……………………………………………… 105
⑫胸腺がんの転移性肺がん　60代男性 ……………………………………… 106
⑬転移性肺腫瘍(口蓋の腺様囊胞がん)　70代女性 ………………………… 106
⑭肝細胞がん　胸椎転移　20代男性 ………………………………………… 107
⑮肺扁平上皮がんの術後再発　70代男性 …………………………………… 108
⑯肺がん(組織未確定)　70代女性 …………………………………………… 109
⑰肺がん(組織未確定)　70代男性 …………………………………………… 109
⑱乳がんの肋骨転移　70代女性 ……………………………………………… 110
⑲肋骨転移、肩甲骨転移、胸椎転移(甲状腺濾胞がん)　40代男性 ……… 111

⑳胸腺カルチノイド　肺転移　70代女性 ……………………………………………………… 112

【column】　Excellent! Exciting! ………………………………………………………………… 113

4．腹部

①腹部傍大動脈リンパ節転移（胃がん術後）　40代男性 …………………………………… 114
②肝細胞がんの手術後再発　50代男性 ……………………………………………………… 115
③大腸がん術後、右副腎転移　60代女性 …………………………………………………… 116
④腎がん術後、傍大動脈リンパ節転移　60代男性 ………………………………………… 117
⑤胆管がん術後、肝転移、肋骨転移　80代女性 …………………………………………… 118
⑥腎がん　腰椎転移　60代女性 ……………………………………………………………… 119
⑦腰椎転移（乳がん）　60代女性 …………………………………………………………… 120
⑧大腸がん　副腎転移　50代男性 …………………………………………………………… 120
⑨耳下腺がん　肝転移　50代女性 …………………………………………………………… 121
⑩乳がん　肝転移　40代女性 ………………………………………………………………… 122
⑪腎がん　腹部リンパ節転移　70代男性 …………………………………………………… 123
⑫腹腔内転移（血管周囲腫）　40代男性 …………………………………………………… 123
⑬肝細胞がん　傍大動脈リンパ節転移　70代男性 ………………………………………… 124
⑭膵臓がん　60代男性 ………………………………………………………………………… 125
⑮甲状腺濾胞がん、腰椎転移　40代男性 …………………………………………………… 126

【column】　領域の放射線治療と定位放射腺治療 ………………………………………… 127

5．骨盤内

①前立腺がん　60代男性 ……………………………………………………………………… 128
②直腸がん骨盤内再発残存　70代男性 ……………………………………………………… 129
③原発不明がん（鼠径部）　80代女性 ……………………………………………………… 129
④脊索腫（仙骨部）　70代女性 ……………………………………………………………… 130
⑤子宮体がん再発　80代女性 ………………………………………………………………… 131
⑥仙椎転移（直腸がん）　70代女性 ………………………………………………………… 132
⑦子宮頸がん再発（膣がん）　80代女性 …………………………………………………… 132
⑧直腸がん再発　50代男性 …………………………………………………………………… 133
⑨子宮体がん　骨盤内再発　70代女性 ……………………………………………………… 134
⑩卵巣がん再発　70代女性 …………………………………………………………………… 134
⑪子宮頸がん（仙椎部転移）　60代女性 …………………………………………………… 135
⑫乳がん、多発骨転移（恥骨転移、腸骨転移）　70代女性 ……………………………… 136
⑬卵巣がん再発　60代女性 …………………………………………………………………… 137

⑭卵巣がん　70代女性 ……………………………………………… 138
⑮肝細胞がん　骨盤内転移　60代男性 ……………………………… 138

【column】　定位放射線治療機サイバーナイフは世界でどのくらい導入されているか …… 140

著者あとがき　宮﨑紳一郎 …………………………………………… 142
監修者プロフィール ……………………………………………………… 143
著者プロフィール ………………………………………………………… 143

第1部

サイバーナイフ治療の現状と課題

❶放射線療法におけるサイバーナイフの位置づけ
❷機能温存という概念
❸がん治療における疼痛緩和について

1 放射線療法における サイバーナイフの位置づけ

●サイバーナイフの位置づけ

　放射線治療全般を業務にしている放射線治療科では、一体どういった仕事が行われているのでしょうか。

　放射線療法には、内部放射線治療と外部放射線治療があります。外部放射線は、一般的に多く使用されている直線加速器（リニアック）よりエックス線を外部から照射するものです。全身のいろいろながん治療について、それぞれに応じた照射方法が確立されています。

　頻度が多いのは、乳がんに対する乳房照射、前立腺がんに対する前立腺照射、婦人科のがんや直腸がんなどに対する骨盤照射、頭頸部がんに対する頭頸部照射、肺がんに対する肺縦隔照射、食道頸部縦隔照射、脳転移に対する全脳照射などです。これらの方法は、がんの存在する領域を充分にカバーして、およそ30日程度の日数をかけた分割照射という手法を用いて、安全を確保して実施されています。

　これらのがんの存在する領域を充分にカバーしつつ、さらに腫瘍には強く、大事な温存したい機能がある部位には弱く放射線を照射しようとする方法が次第に発展して、ＩＭＲＴという方法が確立してきました。

　こういった腫瘍の部分に強く、大切な温存したい部位には弱く正確に放射線を照射しようとする方法が発展し、それが高精度放射線治療という概念に発展する礎となりました。

　実施する方法にもよっていろいろな概念と呼び名があり、三次元原体放射線治療（３Ｄ-ＣＲＴ）、定位放射線治療（ＳＲＴ）、強度変調放射線治療（ＩＭＲＴ）、画像誘導放射線治療（ＩＧＲＴ）などと呼ばれています。

　これらの中でサイバーナイフは、定位放射線治療（ＳＲＴ）と呼ばれる治療法にあたります。開発者のアドラー教授が最初の定位放射線治療機ガンマナイフを、１年間その発祥の地であるスウェーデンのカロリンスカ大学へ留学して充分に吟味し、ガンマ線をX線に置き換えて考案したものです。

　ガンマナイフの開発者レクセル（Lars Leksell）教授は、この治療機をがんの治療に使う目的で開発したのではなく、脳のある一部を破壊する機能的脳手術に使用するために開発しました。レクセル教授は生涯の間、がんの治療にガンマナイフを使用することを禁じていたという事実は大変に興味のあることです。

　ガンマナイフと違い金属で頭を固定する必要がなく、画像で正確さを追跡・維持するサイバーナイフは、何度でも分割治療することが可能となり、放射線治療の大原則の分割治療と、ガンマナイフの病変だけを正確に照射する両方の利点を可能にした治療機として登場したことになります。

　一方、重粒子線や陽子線、中性子線といった放射線の粒子を利用した新たな治療法も実施されています。電子よりも大きな陽子や中性子などを使って患部に照射する治療法で、なかでも重粒子線治療では、炭素イオンと呼ばれる比較的大きな粒子を光の速度の70％に加速して病巣に照射する方法です。

　サイバーナイフと重粒子線治療などとの大

きな違いは、重粒子線や陽子線などの治療には、莫大な費用がかかることや、規模も研究所レベルの施設が必要になる一方、サイバーナイフは重粒子線ほど大がかりな施設は必要ではなく、患者さんにかかるコストも重粒子線の比ではないということです。もちろん、放射線を使用しますので、国の定める厳しい規格に沿って手術室の側面は厚さ2000ミリ、天井は厚さ1450ミリのコンクリートで固める、地下に設置するなど、十二分な配慮をもって建築することになりますが、粒子線を使った治療施設に比べると規模は小さくてすむ点がメリットといえます。

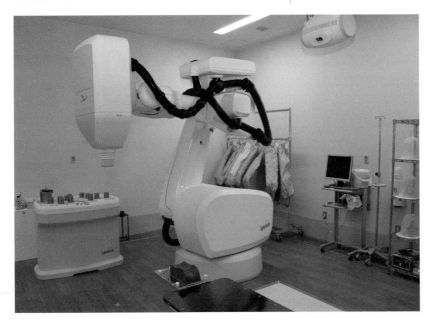

地下2階に設置されたサイバーナイフ治療室。コンクリートに覆われた室内は、手術中、ロボットアームの動く音しか聞こえない

●体幹部治療も可能なサイバーナイフ

サイバーナイフを開発したスタンフォード大学のアドラー教授は、脳神経外科の教授という立場でしたから、当初は頭蓋内についての治療としてサイバーナイフを活用する場面が多かったようです。頭蓋内の治療法には、ガンマナイフという治療法がすでに確立していました。

ガンマナイフは数十の穴が開いた機材を頭部にビスのようなねじで装着し、そこから頭部の患部にガンマ線を集中的に照射して治療する方法です。頭蓋内腫瘍について効果的な治療法の一つでした。ただし、治療には金属固定が必要で、患者さんへの負荷が相当かかること、頭頸部以外の体幹部には利用できないといった側面もありました。

また、放射線療法として長らく定着してきた直線加速器（リニアック）は、ある程度の治療効果を得られることはできたものの、患部以外の皮膚や臓器など、健康な細胞にも影響を与えることから、患部を正確にピンポイントでとらえて、がん細胞を死滅させることには限界があったわけです。

これに対してサイバーナイフは、開発時からしばらくして革命的な治療ソフトの開発により、頭頸部以外の体幹部にできた腫瘍等についても効果的に活用できることを、臨床によって示したのです。

また、サイバーナイフのもうひとつ大きな特徴は、「non-isocentric」であるということです。通常のリニアックは病巣内のアイソセンターを中心とした回転運動(isocentric)だけですが、サイバーナイフはロボットにリニアックを搭載する特異な構造を有するため、照射方法の空間的な自由度が増し、アイソセンターのない治療（non-isocentric）も可能になりました。このため不整形の病巣に対しても病巣の形に一致した、集中性の高い線量

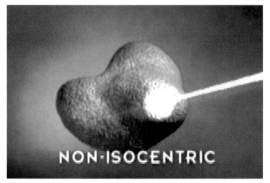

non-isocentricのイメージ画像

分布を得ることが可能となります。
　頭部以外の体幹部の定位放射線治療はＳＢＲＴ（stereotactic body radiation therapy）と呼ばれ、2004年を超えて次第に、急速に普及するようになりました。
　現在、日本の医療制度では、2008年より保険適応となり、健康保険でサイバーナイフの定位放射線治療を受ける場合、2016年の現在では①脳および頭頸部、②3個以内の転移性の肺がんや肝臓がん、③5センチ以下の原発性の肺がんや肝臓がん、④脊髄動静脈奇形、⑤転移のない前立腺がん、などについて適用されています。
　実際に、サイバーナイフによる治療範囲は、非常に広がっています。本書の第2部で紹介した症例のすべては、私どもが施術した実例です。サイバーナイフが体幹部においても治療効果を得られることが、本書症例からも十分にご理解いただけるかと思います。

② 機能温存という概念

　人が生きてゆくためには生命が維持されることが、まずもって第一の要件ですが、さらに生きてゆくためには、歩いて、話して、食べて、飲んで、見て、聞いて、痛くなくて、家人や隣人とともに、でも一人でできるだけ不自由なく生活できることが大切なことかと思います。
　たとえば、咽頭や副鼻腔の頭頸部がんについて、33日間の通常分割放射線治療を実施すると、唾液腺が治療により唾液を分泌しなくなり、口内が乾燥して終日ペットボトルが離せないことになり得ます。さらに、声がかすれてうまく話ができなくなり、食べ物を飲み込むこともままならなくなり、大変不自由で不快な毎日を送ることになります。副鼻腔などのがんについては、同様に治療後の視野、視力を犠牲にして治療を実施することもあるようです。下垂体機能という全身のホルモン分泌機能も犠牲にして、治療後、下垂体機能低下症を補う補充療法が必要になる、あるいは甲

状腺機能が低下し、甲状腺ホルモンの内服補充を続けることが必要にもなり得るのです。

大脳は左右に分けられ、おもに左の優位半球では言葉を発するための部位、人や時間や状況を正確に認識する部位があり、その他、手足を動かす部位、見るための部位、聞こえるための部位、などが解剖学的によくわかっています。病変の部位や治療法によってこれらが温存できるのか、それとも犠牲にしなければならないのかなど、十分に検討することが肝要になります。

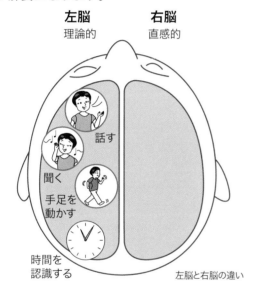

左脳と右脳の違い

●3つの選択肢をどう選ぶか

現在の日本における標準がん治療には、外科的手術のほか、化学療法、そして、サイバーナイフなどの放射線治療の3つがあげられます。どの施術方法を選択するのかについては患者さんが決めることですので、医師は患者さんの希望を聞き、その希望に沿うような適切な治療法をアドバイスすることが肝要といえます。

とはいえ、患者さんとしては、がんに罹り、不安でたまらないはずですし、ましてや医師ではないので、病気のことも適正な治療法もわからない状態です。ですから、医師のアドバイスを素直に聞くことのほうがどうしても多くなりがちです。そこで主治医に「手術が最優先」といわれれば、患者さんは主治医の進言に従い、手術をすることを優先するでしょう。

日本では、がんなどの診断を下されたときに、患者さんが真っ先に思い浮かべる処置は、「手術で取り除けないか」ということのようです。確かに腫瘍の部位、大きさなどによって外科的手術をすることで腫瘍等を取り除くという選択肢はあります。しかし、がんという病気は、ここまでががん細胞に侵されていて、ここからは健康細胞だから大丈夫、という境界線のようなものを確認することはなかなかできません。それこそ、細胞レベルでの検査をしなければわからないのです。

そこで現在のがん治療における手術では、腫瘍部分だけでなく、その周辺部にいたるまで切除することが通例となっています。がん細胞が広がっているであろう部分以上を切除することが、再発リスクを減少させる要因といわれているからです。

ところが、現実にあるがんに罹った場合、手術によって現在普通にある機能まで消失する可能性が出てきます。機能を失うということは、患者さんにとって苦渋の選択肢を選んだことになるのでしょうが、生命との比重を考えたときに、どうしてもこうした選択肢を選ばざるを得ないことになるのは辛いことです。

●機能温存という意味

がん治療において手術が有効であることは十分にわかりますが、患者さんの立場に立ったとき、機能を残すべきかどうか、もし残せるならばどのような治療が可能かどうか、医師として患者さんの心情を聞き取ることも必

要といえます。

　私どもがこれまでかかわった患者さんのなかにも、こういった機能温存と生命の維持の岐路に立ちすくんだ、がんの患者さんもたくさんいました。手術では根治が難しい、手術するにはもはや手遅れといった症状の患者さんもいましたが、サイバーナイフによる放射線治療を受けられた方のなかには、機能を失わず、また、症状も緩和した患者さんもいます。

　機能を温存するということは、日常生活を支障なく過ごせることが可能になります。つまり生活の質、ＱＯＬ（クオリティ・オブ・ライフ）が少しでも良い状態に維持することが可能になるということです。機能を低下あるいは消失することで、こうしたＱＯＬが厳しくなる方も多いですが、サイバーナイフによってがんという病気と上手に付き合うという選択肢もないとはいえません。

　治療の選択肢は患者さん本人にあるわけですから、どこまでの治療を要するか、機能をどこまで生かすのか、十分に検討をしたうえで治療を決定することが求められるといえます。

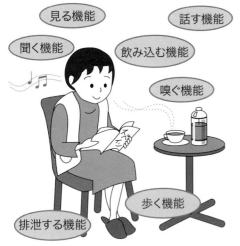

機能を温存することがQOL（クオリティ・オブ・ライフ）の維持につながることもある

3 がん治療における疼痛緩和について

●がん治療における疼痛緩和の実情とは

　がん患者さんにとってもっとも大変なのは、痛みによる苦痛です。激しい痛みがあると、生活にも支障をきたすだけでなく、精神的にも肉体的にも大きな影響を受けます。こうしたがん患者さんの苦痛を和らげるための薬剤として使用が認められているのが、モルヒネなどの強オピオイド鎮痛薬です。

　モルヒネという薬剤は、アヘンと呼ばれるケシの果実からとれる麻薬成分を化学合成してつくられていることから、一般的には大麻や麻薬と同じと考える人が多いようです。しかし、モルヒネは19世紀中庸から医療現場で使われることが多く、「神の薬」とも呼ばれてきました。

　このように、耐え難い痛みをやわらげるための即効薬としてモルヒネを使用することが医療の現場では当たり前であるにもかかわらず、実際にモルヒネの使用頻度については、日本の医師は消極的だといわれています。

　モルヒネの使用についてＷＨＯ（世界保健機関）による緩和ケアの定義（2002年）によ

ると、「緩和ケアとは、生命を脅かす疾患による問題に直面している患者とその家族に対して、痛みやその他の身体的問題、心理社会的問題、スピリチュアルな問題を早期に発見し、的確なアセスメントと対処（治療・処置）を行うことによって、苦しみを予防し、和らげることで、ＱＯＬ（クオリティ・オブ・ライフ）を改善するアプローチである」と提言しています。

緩和ケアという概念は、当初の日本ではがん治療が終了し、あとは死期までの間に緩和させるという考え方が定着していたわけですが、現在ではがん治療を受けながら、並行して緩和ケアを行うという考え方に変容しています。

がん疼痛治療に関して、星薬科大学名誉教授の鈴木勉氏が「がん患者と対症療法」（Vol.26,No.1 2015）で、医療用麻薬の必要量と使用量について論述しています。ここでは、2014年に報告された世界における強オピオイド鎮痛薬の使用量について説明しており、先進国における日本の強オピオイド鎮痛薬の必要量に対する充足率は、15.54％であるといいます。カナダの312.56％、米国の229.65％に比べても、はるかにその充足率の低さが顕著になっているのです。つまり、欧米の医師に比べて、日本の医師は、強オピオイド鎮痛薬をほとんど使用していないという解釈もできなくはありません。

驚きなのは、がん患者に対するアンケート調査結果によると、痛みを伴うがん患者の36％しか疼痛治療を受けていないということです。

痛みを取り除くことができるモルヒネを使えないという実態が浮き彫りになったことで、疼痛治療のあり方が改めて問われているといえます。

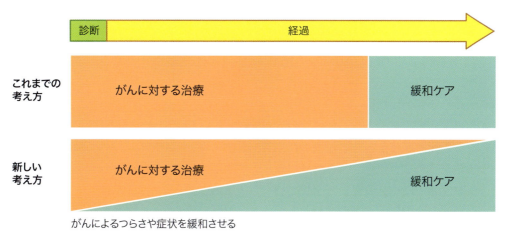

WHO（世界保健機関）による緩和ケアの考え方

●できるだけ疼痛緩和を進める方向へ

私は薬剤の専門家ではありませんが、モルヒネなどの強オピオイド鎮痛薬の使用については、疼痛治療を積極的に施す必要があると感じています。

モルヒネなどの強オピオイド鎮痛薬を使用するには、即効薬による疼痛緩和、そして、徐放錠によって日々の必要量を調整する必要

全人的苦痛（トータルペイン）をもたらす背景

身体的苦痛
- 痛み
- 息苦しさ
- だるさ
- 動けないこと
- 日常生活の支障

精神的（心理的）苦痛
- 不安　うつ状態
- 恐れ　いらだち
- 怒り　孤独感

社会的苦痛
- 仕事上の問題
- 人間関係
- 経済的な問題
- 家庭内の問題
- 相続問題

スピリチュアル（霊的）ペイン
- 人生の意味　罪の意識
- 苦しみの意味　死の恐怖
- 価値観の変化
- 死生観に対する悩み

→ **全人的苦痛（トータルペイン）**

があるといわれます。しかし、即効薬によって必要量の基準を設定するための措置が行われず、徐放錠で痛みがきたらその都度緩和するという方法が多いことから、どうしても患者さんの痛みを取り除く必要量まで出せていないというのが、今の日本の医療業界における欠点だと指摘する医療関係者もいます。

実は、私のところにも、背骨の痛みに耐えかねて治療を受けたいという患者さんが来院されました。他院でがん治療を受診していて、がんが背骨に転移していたのがＰＥＴＣＴで確認できました。サイバーナイフ治療をした結果、患者さんの背骨にあった病変は消退したのですが、同時に、痛みも緩和されるに至りました。

患者さんにとって、がんという病気にかかったことよりも、耐え難い痛みに苦しめられるほうがどれだけ深刻なことなのか、私もこうした患者さんから学ぶことになったのです。

サイバーナイフも決して万能のマシンではありません。腫瘍を消退させたり、疼痛を和らげる効果をもたらすこともありますが、まず治療の前にモルヒネなどの強オピオイド鎮痛薬による適正な使用をして、患者さんの苦痛を和らげることこそ、もっとも大切ではないかと考えます。

第2部
サイバーナイフの治療例

❶ 頭蓋内(とうがいない)
❷ 頭頸部(とうけいぶ)
❸ 胸部(きょうぶ)
❹ 腹部(ふくぶ)
❺ 骨盤内(こつばんない)

4年間の治療症例数と治療部位について

新百合ケ丘総合病院が開院して、ちょうど4年が経過しました。この4年間で治療した症例の内訳を図表に示します（図表1,2）。最も多く治療した病変は、全身の各種がんよりの疼痛を伴うことの多い骨転移（1207例）や各種リンパ節転移（1189例）でした。この2つで半数弱（47.4％）を占めています。

頭蓋内の脳、髄膜、脳神経（1301例）は、約4分の1（25.8％）になりました。この3つを合わせると約4分の3（73％）を占め、まさにサイバーナイフの治療の主な役割は、全身のがん全体と戦うのではなく、ごく限られた局所の腫瘍コントロール（制御）であることをよく示しています。これらの結果は、前回の『からだにやさしいがん治療の本』でまとめたときとまったく同じ傾向を示しました。

これに続いて、肺・気管・縦隔（530例）、頭頸部（237例）、肝・胆・膵（148例）が多いことも前回と同じ傾向ですが、なかでも肺・気管・縦隔が明らかに増えつつあるようです。肺・気管・縦隔の病変は治療の対象として遭遇することが多くなったと実感しており、これがこうした数値で裏付けられたようです。

いずれにせよ治療に際して"目の前にみえるものを正確に叩き、みえないものを予防的に叩かない"という意図がそのまま反映されている結果であると思います。

サイバーナイフの定位放射線治療は、腫瘍の種類、放射線の感受性、大きさ、部位、周辺組織の状況、症状等により、1回照射、3〜5回照射、7回照射、8〜12回照射などの分割照射で実施されます。分割回数はそれぞれの治療計画で、有効性、安全性を考慮して個々に設定されます。これを勘案すると、この4年間に5059例の治療計画を実行するために、20316回患者さんが治療を受けたことになります。

	症例数	総件数（分割照射数）		
		入院	外来	合計
脳・髄膜・脳神経	1301	1966	1121	3087
眼および付属器	13	37	24	61
頭頸部	237	1093	512	1605
食道	14	120	52	172
消化管（食道を除く）	23	98	121	219
肝・胆・膵	148	515	536	1051
肺・気管・縦隔	530	1266	1813	3079
乳房	45	97	180	277
婦人科腫瘍	27	81	130	211
泌尿器系腫瘍	36	150	215	365
後腹膜・腹膜	26	87	71	158
副腎	27	54	102	156
造血器・リンパ系腫瘍	1189	2282	2804	5086
軟部組織	78	120	174	294
皮膚	10	8	39	47
骨（体幹）	1207	2321	1544	3865
骨（四肢・肩甲骨）	80	125	76	201
その他	68	188	194	382
	5059	10608	9708	20316

図表1　照射部位別集計　2012年8月1日〜2016年8月31日

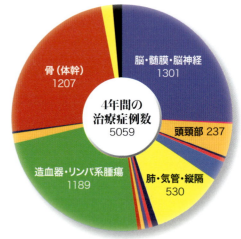

図表2　主な治療症例数
資料：新百合ケ丘総合病院放射線治療科サイバーナイフ診療部

1 頭蓋内

1 眼窩内悪性リンパ腫　90代女性

症状：来院する約1ヵ月前頃より、お孫さんが目の異常を指摘していましたが、次第に左瞼が下がり、左眼が突出してくるのが明らかとなってきました。軽い眼痛も感じるようになり、視力も低下してきたため家人とともに脳神経外科を受診しました。

治療経過：眼窩の腫瘍を疑われ、MR検査が行われ眼窩内を占拠する腫瘍が確認されました（Fig.1）。さらに腫瘍の種類の確定診断のため入院しPETCT（Fig.3）、眼窩内腫瘍の局所麻酔での生検が行われました。PETCTでは左眼窩内悪性腫瘍を認めるも、その他全身に異常を認めませんでした。生検した組織の免疫検査で、悪性リンパ腫（バーキット型）と診断が確定したので、紹介されて治療のためサイバーナイフ部門で本人とその家人らと面談し、眼窩上部を占拠する悪性リンパ腫について定位放射線治療を行う手順などを説明しました。治療計画のためのCT画像を撮り、治療計画（Fig.2）を済ませると、治療は5日間5分割で実施しました。

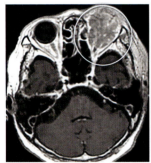 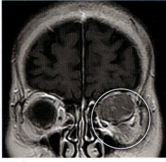 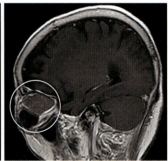

(Fig.1) 治療前のMR。左眼球を占拠する腫瘍を認める

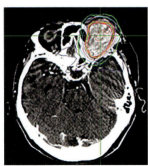 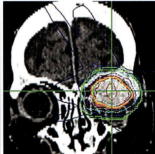 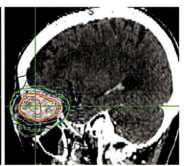

(Fig.2) CT治療計画図。赤い線で囲まれているのが腫瘍を示す

治療後：治療後程なくして退院し、1ヵ月後の外来では左眼球突出と左瞼の下垂はほぼ改善し、視力が0.3まで改善したことで病前に復しました。4ヵ月後のPETCT（Fig.4）で腫瘍の消退が確認され、1年後のMR検査（Fig.5）でも眼窩内の腫瘍はみられませんでした。

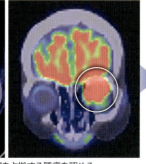
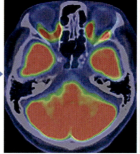

(Fig.3) 治療前のPETCT。左眼窩を占拠する腫瘍を認める

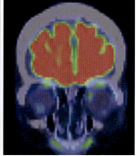

(Fig.4) 治療から4ヵ月後のPETCT。眼窩の腫瘍は消退した

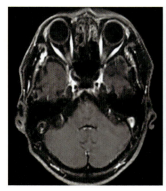
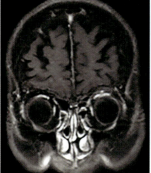
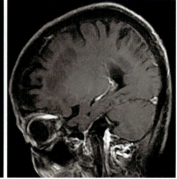

(Fig.5) 治療から1年後のMR検査。眼窩内の腫瘍はみられない

2 三叉神経痛を示す三叉神経鞘腫　80代男性

症状：1年以上前から左顔面に電撃のような鋭い神経痛が時々みられるようになりました。歯痛とも考えられたので歯科医院を受診し、抜歯を2回繰り返しましたが痛みは止まりませんでした。

治療経過：1年前に近くの脳神経外科を受診し、三叉神経痛ではないかと診断されて内服薬を処方されましたが、うまく制御できませんでした。脳神経外科医の知人に紹介されてサイバーナイフの治療のために、遠路はるばる来院されました。CT、MR（Fig.1）による画像検査を済ませたのち、治療計画図（Fig.3）を作成しました。短期入院して5日間5分割でサイバーナイフの治療を実施しました。

治療後：内服薬を継続しつつ自宅近くの脳神経外科とともに経過観察しましたが、治療後8ヵ月（Fig.2）を過ぎて疼痛はほぼ消失し、次第に内服

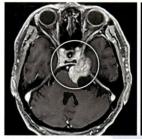

(Fig.1) 治療時のMR。左三叉神経鞘腫を認める

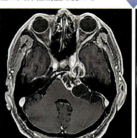
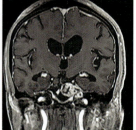

(Fig.2) 治療から8ヵ月後のMR。腫瘍がのう胞性の変化を示している

薬も減量しました。36ヵ月後のMR（Fig.4）で腫瘍は著明に縮小し、内服薬をさらに減じました

が、三叉神経痛は消失傾向を示していました。左眼の角膜の知覚低下のためか、角膜の乾燥する感じを自覚するので、頻繁に点眼をしています。

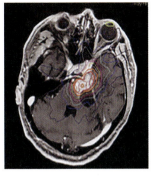

(Fig.3) MR治療計画図。赤い線で囲まれる腫瘍を示す

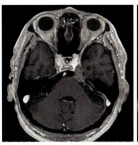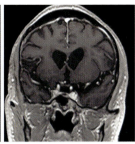

(Fig.4) 治療から36ヵ月後のMR。腫瘍は著明に縮小した

3 三叉神経痛を示す聴神経鞘腫　50代女性

症状：11年前の2月、右顔面、頬に激しい、短い、鋭い痛みの発作が初めて出現し、その後、頻繁に出現するようになりました。近くの歯科医院や脳神経外科を受診し、三叉神経痛であろうことを指摘されました。翌年1月、三叉神経痛の治療で有名な総合病院の脳神経外科に治療を求めて受診しました。MR（Fig.1）で三叉神経痛の起こる右側の小脳橋角部に、三叉神経を前内側に強く圧迫する腫瘍がみられること、右聴神経腫瘍が原因であることを告げられました。

治療経過：治療法として手術あるいはサイバーナイフが提示されたので、翌月2月サイバーナイフの治療を求めて母親と来院しました。右耳はすでに有効な聴力を有していませんでした。治療は3日間3分割で実施されました（Fig.5）。

治療後：その後、紹介元の脳神経外科で経過観察

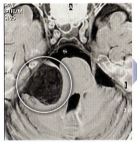 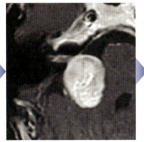 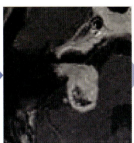 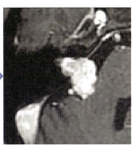

(Fig.1) 治療前のMR　　(Fig.2) 治療から1年後のMR　　(Fig.3) 治療から3年後のMR　　(Fig.4) 治療から6年後のMR

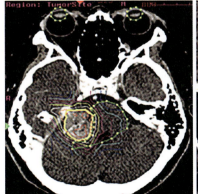 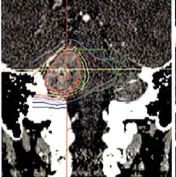 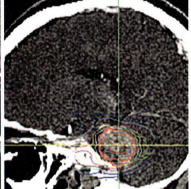

(Fig.5) CT治療計画図。赤い線で囲まれる部分が腫瘍を示す

が続けられました。三叉神経痛は内服薬の服用を規則正しく続けましたが、次第に腫瘍の縮小とともに治療後3年頃より減量が始まり、現在まで痛みはよく制御された状態が維持されています。治療前、1年後（Fig.2）、3年後（Fig.3）、6年後のMR画像（Fig.4）を時間の経過とともにみていくと、腫瘍がゆっくりと確実に縮小していることがわかります。

4 三叉神経痛を示す脳動静脈奇形　50代男性

症状：16年前、物を噛んだときに右の小鼻にピリピリと電撃痛が走るため近くの大学病院脳神経外科を受診しMR検査をしたところ、右小脳に大きな脳動静脈奇形が存在することを指摘されました。その後4～5年は同大学で定期的追跡され、右の小鼻の三叉神経痛について内服薬を処方されていた時期もありましたが、仕事が忙しくなり三叉神経痛もみられなくなり通院をやめていました。

治療経過：2年前の夏、再び同様の痛みが出て近医を受診後、当院の脳神経外科を受診しました。その後、右小脳の動静脈奇形の自然経過や根本的な治療について相談をすすめられ、サイバーナイフの治療部門に来院されました。CT、MR（Fig.1）による治療計画後、通院4日間4分割でサイバーナイフの治療を遂行しました（Fig.3）。

治療後：6ヵ月ごとに外来でMR画像の追跡が行われましたが、1年6ヵ月後のMR（Fig.2）では動静脈奇形は次第に縮小消失傾向を示していました。現在では三叉神経痛は消失し、内服薬も服用していません。

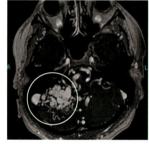 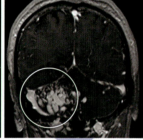 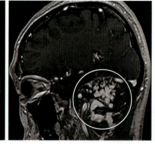

(Fig.1) 治療前のMR。右小脳橋角部に大きな脳動静脈奇形がみられる

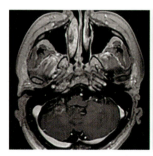 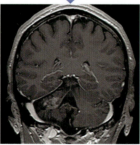 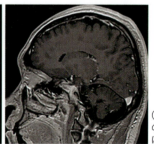

(Fig.2) 治療から1年6ヵ月後のMR。脳動静脈奇形は著明に縮小傾向を示している

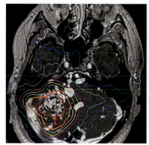 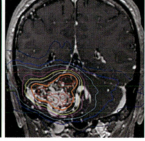 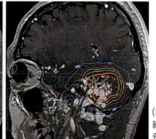

(Fig.3) MR治療計画図。赤い線で囲まれる部位が脳動静脈奇形を示す

5 腎がん 頭蓋底転移

60代女性

症状:昨年の1月より、左の後頸部痛を強く自覚していました。4月になり声がかすれ耳鼻科を受診し、嗄声を指摘されました。5月には飲み込みがうまくできにくくなり再度、耳鼻科を受診し、嚥下障害を指摘されました。左の聴力低下も自覚するようになり、8月には近くの大学病院の耳鼻科を受診しました。画像診断にて左後頭蓋窩の大きな硬膜外腫瘍がみられたので、脳神経外科へ移り手術が予定されました。腫瘍を一部生検して診断が確定してから、本格的な腫瘍摘出術の予定でしたが、本人および家人がセカンドオピニオンを希望して当院へ来院されました。

治療経過:脳神経外科より悪性腫瘍の頭蓋骨転移が強く疑われ、手術に代えてサイバーナイフの治療をすすめられました。MR(Fig.1)で左後頭蓋窩頭蓋骨、錐体斜台部に大きな腫瘍が存在し、PETCT(Fig.2)で右腎がんを原発とする転移性腫瘍であることが判明しました。治療計画(Fig.3)の後、入院で8日間8分割の定位放射線治療を実施しました。

治療後:6ヵ月後のMR(Fig.4)とPETCT(Fig.5)で腫瘍は消退していることが確認されました。

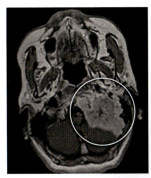
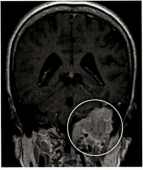
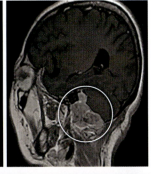

(Fig.1) 治療前のMR。左後頭蓋窩の大きな硬膜外腫瘍がみられる

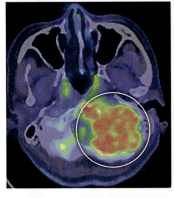
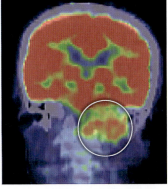

(Fig.2) 治療前のPETCT。腫瘍は悪性腫瘍であることを示した

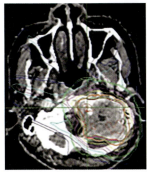
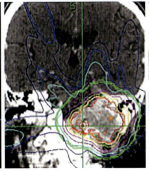
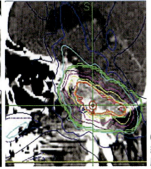

(Fig.3) CT治療計画図。赤い線で囲まれる部分が転移した腫瘍を示す

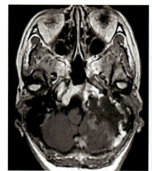
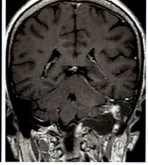
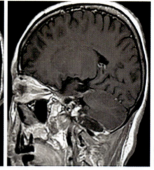

(Fig.4) 治療から6ヵ月後のMR。腫瘍はほぼ消退している

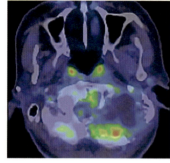
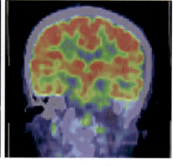

(Fig.5) 治療から6ヵ月後のPETCT。腫瘍はほぼ消退している

6 脳動静脈奇形（運動領）
40代男性

症状：6ヵ月前より右半身、特に下半身に違和感や震えを自覚し、近くの脳神経外科を受診しました。左前頭葉の比較的大きな脳動静脈奇形を指摘されたことから、治療のため紹介により来院されました。

治療経過：右下肢に弱い運動麻痺があり、時折スリッパが脱げたりしました。MR（Fig.1）で左前頭葉の運動領に脳動静脈奇形が確認されました。血管撮影で左右の導入血管導出静脈なども確認しました（Fig.3）。手術治療による右半身の運動麻痺の悪化を避けることを配慮し、サイバーナイフの治療を行うことになり、治療計画（Fig.4）

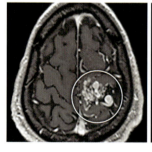
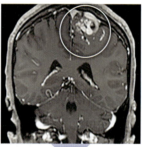
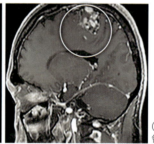

(Fig.1) 治療前のMR。左運動領に脳動静脈奇形がみられる

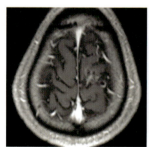
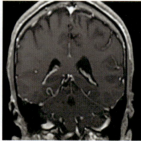
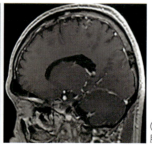

(Fig.2) 治療から4年後のMR。脳動静脈奇形はほぼ消退した

を済ませ、通院3日間3分割で治療を行いました。
治療後：抗痙攣剤内服にて経過観察を行いましたが、時々、右下肢に限局した痙攣がみられることがありました。治療後、脳動静脈奇形は次第に縮小、消退傾向を示し、4年後の現在、MR（Fig.2）でほぼ消退したと判断されます。治療前から続けている仕事に変わらず従事しています。

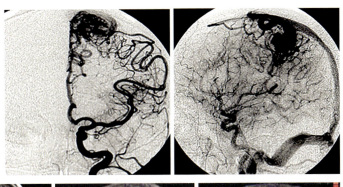

(Fig.3) 治療前の脳血管撮影。左運動領に大きな脳動静脈奇形がみられる

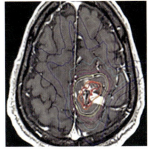 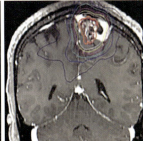 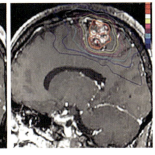

(Fig.4) MR治療計画図。赤い線で囲まれる部分が脳動静脈奇形

7 三叉神経痛を呈する髄膜腫　60代女性

症状：3年前の8月、右顔面の下半分に鋭い痛みを自覚するようになりました。痛みは電気が走るように鋭く、短く繰り返してピリピリと出現しました。一般的な鎮痛薬ではまったく効果がなく、近

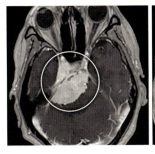 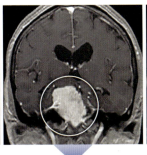 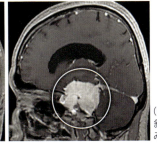

(Fig.1) 治療前のMR。右錐体斜台海綿静脈洞部に髄膜腫がみられる

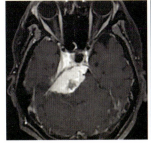 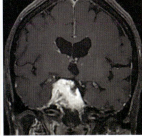 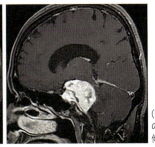

(Fig.2) 治療から2年4ヵ月後のMR。腫瘍は明らかに縮小傾向を示している

くの総合病院の口腔外科を受診しました。いわゆる三叉神経痛であろうとのことで特効薬が処方されました。この内服薬は有効性を示し、痛みは程なく比較的よく制御されるようになりました。口腔外科より同院の脳神経外科を紹介されて頭蓋内の検査としてMR検査（Fig.1）を受け、大きな腫瘍が顔面の痛みの原因であろうことが判明しました。ふらつきの症候も以前から存在していたようです。脳神経外科では手術だけによる治療は極めて困難で、血管内塞栓術、手術後のガンマナイフなどの協力を考えつつ経過観察をして、今後の治療を慎重に考えていく方針が示されました。その後、家人や知人に伴われて治療の相談に当院へ来院されました。

治療経過：よく話し合いを済ませ、結局、錐体斜台海綿静脈同部のこの大きな髄膜腫に対して、通院にて8日間8分割のサイバーナイフの定位放射線治療（Fig.3）が実施されました。

治療後：6ヵ月後には三叉神経痛は消失し、以後、内服薬は不要になりました。治療から2年4ヵ月後のMR（Fig.2）では、腫瘍は明らかな縮小傾向をみせ、顔面痛はみられていません。引き続き年2回の経過観察を予定しています。

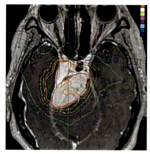
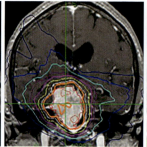
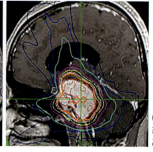

(Fig.3) MR治療計画図。赤い線で囲まれた部分が髄膜腫にあたる

8 脳出血後の脳動静脈奇形（のうしゅっけつごのうどうじょうみゃくきけい）

20代男性

症状：9歳のときに最初の脳室内出血で近くの総合病院に搬送されて、左大脳基底核の脳動静脈奇形による出血と診断されました。大学病院でガンマナイフの治療をすすめられて受診しましたが、治療に踏みきれませんでした。16歳のとき、2回再び脳室内出血、脳出血をきたし同院へ搬入されましたが、ほぼ症状は残らず、やはり治療には至りませんでした。19歳のときの11月朝、右片麻痺と言葉が発せない失語症で4回目の脳出血をきたし、同院へ搬入されました。CT（Fig.1）で大きな脳出血が確認されました。手術治療をすすめられ当院へ来院されました。

治療経過：脳神経外科のMR（Fig.2）、血管撮影（Fig.3）で左大脳基底核の脳動静脈奇形と隣接する脳出血を確認し、サイバーナイフの治療を行うことになりました。治療は3日間3分割（Fig.4）で実施しました。

治療後：その後はリハビリテーションを始め、経過観察となりました。2年を経て脳動静脈奇形は、MR（Fig.5）で縮小消退がみられ、右片麻痺は歩行可能な状態に、失語症も著明に改善し、現在は就職を果たし、自宅より通常勤務の毎日を送っています。

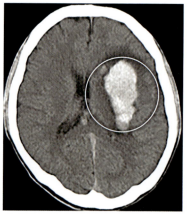

(Fig.1) 入院の原因となった脳動静脈奇形よりの脳出血

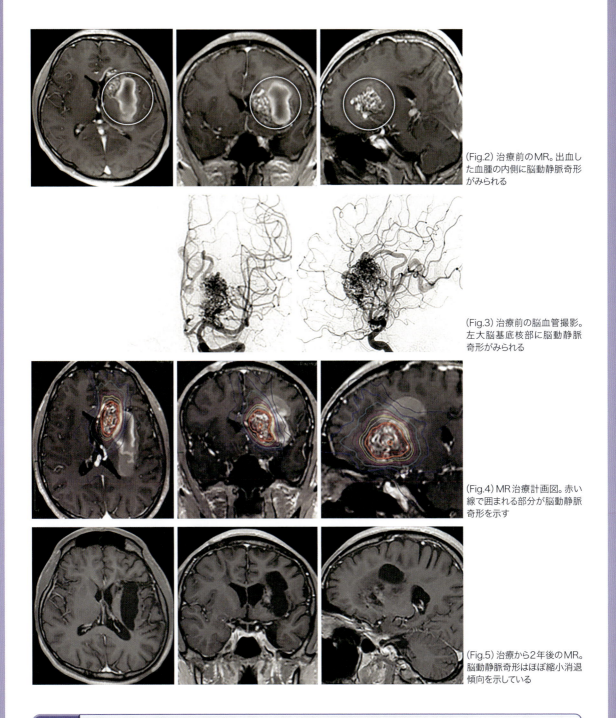

(Fig.2) 治療前のMR。出血した血腫の内側に脳動静脈奇形がみられる

(Fig.3) 治療前の脳血管撮影。左大脳基底核部に脳動静脈奇形がみられる

(Fig.4) MR治療計画図。赤い線で囲まれる部分が脳動静脈奇形を示す

(Fig.5) 治療から2年後のMR。脳動静脈奇形はほぼ縮小消退傾向を示している

9 脳出血で発症した脳動静脈奇形　30代女性

症状：3年前の9月、突然激しい頭痛が起こり、近くの総合病院を受診したところ、CTで脳室内出血という診断により入院となりました。入院した翌日に脳血管撮影（Fig.2）が行われ、右の側頭葉内側の大脳基底核に大きな脳動静脈奇形が存在し、この破裂により出血をきたしたと診断されました。そのまま2週間、内科的な治療で入院を続け症状も軽快して退院しましたが、脳神経外科受診をすすめられ10月当院へ来院されました。

治療経過：脳神経外科で治療法について充分な検

討がなされて、血管内塞栓術で脳動静脈奇形を縮小させて、その後に開頭手術をする方針となりました。12月に予定通り入院し予定手術に先立って血管内塞栓術が行われましたが、その直後に再度、脳動静脈奇形よりの脳出血（Fig.1）が起こり手術は中止されました。治療法について再検討が重ねられ、サイバーナイフの定位放射線治療をすすめられました。翌年3月、CT、MR（Fig.4）の治療計画（Fig.6）を済ませて、3日間3分割でサイバーナイフの定位放射線治療が自宅よりの通院で行われました。

治療後：その後は特段の症状や訴えもなく、6ヵ月ごとにMR検査で経過をみていましたが、脳動静脈奇形は次第に縮小してゆく様子が観察されました。治療から約1年5ヵ月後にMR（Fig.5）で確認したところ、ほぼ脳動静脈奇形は消失しました。治療後2年経過した3月に血管撮影（Fig.3）で完全に脳動静脈奇形が消失していることが確認されました。その後、何も症状や訴えはない状態ですが、今後、さらに数年は6ヵ月ごとに継続して経過を観察する予定です。

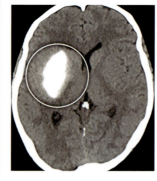

(Fig.1) CT。手術に先立って実施した血管内塞栓術後に脳出血をきたした

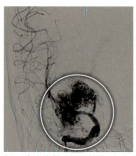 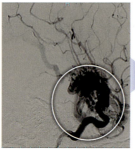

(Fig.2) 治療前の脳血管撮影。右大脳基底核に大きな脳動静脈奇形がみられる

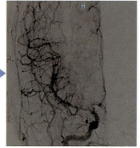 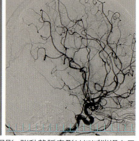

(Fig.3) 治療から2年後の脳血管撮影。脳動静脈奇形はほぼ消退を示した

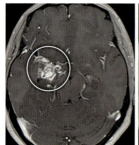 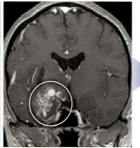

(Fig.4) 治療前のMR。右大脳基底核に脳動静脈奇形がみられる

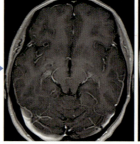 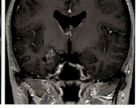

(Fig.5) 治療から1年5ヵ月後のMR。脳動静脈奇形は著しい消退傾向を示した

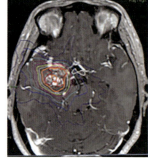 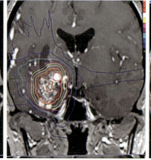 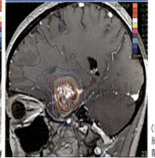

(Fig.6) MR治療計画図。赤い線で囲まれている部位が脳動静脈奇形を示す

10 嗅神経芽腫　50代男性

症状：9年前頃より時々鼻出血がみられ、副鼻腔炎として近医耳鼻科を受診していました。7年前の9月、大学病院の耳鼻科を改めて受診し、鼻腔内より前頭蓋底にかけて浸潤する腫瘍病変があることを指摘され、がん専門病院を紹介されました。

治療経過：がん専門病院ではすぐに腫瘍の生検が行われ、嗅神経芽細胞腫と診断が確定しましたが、手術切除は困難であると判断され、その後3ヵ月、化学療法が開始されました。化学療法の効果判定はほぼ無効と判定され、本人の希望もあり、重粒子線治療、陽子線治療の施設を受診しましたが、失明のリスクが高く適応できないという結論に至りました。そこで、どうしても手術切除できないかどうか当院脳神経外科を受診されました。脳神経外科医は手術の前にまず、サイバーナイフの治療を実施し、その後手術を予定する方針を示したので、CT・MR（Fig.1）の治療計画（Fig.3）の後、8日間8分割でサイバーナイフの治療を実施しました。

治療後：その8ヵ月後、鼻腔、副鼻腔、硬膜内の残存腫瘍の摘出手術が行われ、現在まで経過観察を続けています。再診のMR（Fig.2）、PETCTで腫瘍の再発、残存は、現在のところみられません。

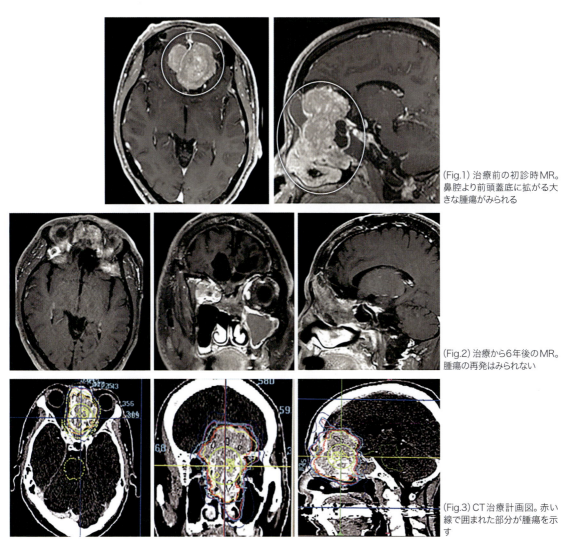

(Fig.1) 治療前の初診時MR。鼻腔より前頭蓋底に拡がる大きな腫瘍がみられる

(Fig.2) 治療から6年後のMR。腫瘍の再発はみられない

(Fig.3) CT治療計画図。赤い線で囲まれた部分が腫瘍を示す

11 子宮体がん術後（頭蓋底骨転移、外転神経麻痺）60代女性

症状：子宮体がんの術後7年目の夏、物が二重にみえること、右の頭皮にこぶが触れることに気づき、近くの大学病院の婦人科より紹介されて来院されました。右の外転神経麻痺がみられ、右頭蓋骨円蓋部の頭皮下に腫瘤が触れるのを確認しました。頭蓋骨、頭蓋底転移を疑いCT、MRでこれを確認しました。

治療経過：PETCTで全身転移を確認し、頭蓋底転

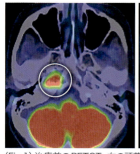 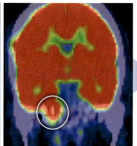 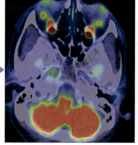 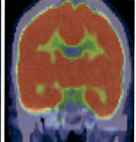

(Fig.1) 治療前のPETCT。右の頭蓋底に転移性腫瘍がみられる

(Fig.2) 治療から5ヵ月後のPETCT。転移性腫瘍は消退した

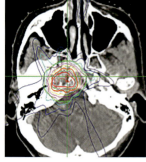 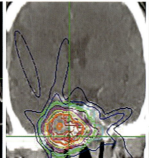 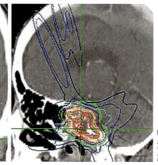

(Fig.3) 頭蓋底転移腫瘍のCT治療計画図。赤い線で囲まれた部分が腫瘍を示す

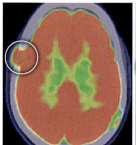 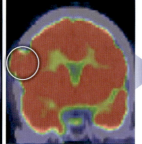 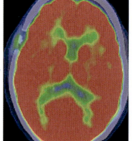

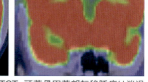

(Fig.4) 治療前のPETCT。頭蓋骨円蓋部に骨転移がみられる

(Fig.5) 治療から5ヵ月後のPETCT。頭蓋骨円蓋部転移腫瘍は消退を示した

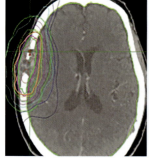 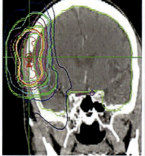 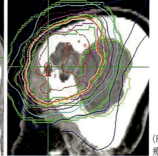

(Fig.6) 頭蓋骨円蓋部のCT治療計画図

移（Fig.1）、頭蓋骨円蓋部転移（Fig.4）について サイバーナイフの治療をそれぞれ5日間5分割で 実施しました（Fig.3,6）。

治療後：約2ヵ月を経て、物が二重にみえる複視、外転神経麻痺は改善消失し、普通に本が読めるようになりました。頭皮の膨らみも改善されています。5ヵ月後のPETCT（Fig.2,5）でそれぞれの腫瘍の消退を確認できました。

12 眼窩腫瘍（海綿状血管腫）　50代女性

症状：15年前に地元の大学病院で左眼窩の手術を受けて血管腫と診断されたことがありました。4年前の1月にテレビをみていて焦点が合わないことに気づき、近くの眼科を受診しました。そこで、眼球が突出していることと眼窩内腫瘍を指摘されました。9月に近くの総合病院脳神経外科で腫瘍の一部を摘出し海綿状血管腫と診断され、その後、サイバーナイフの治療をすすめられ、11月に来院されました。

治療経過：視野、視力は異常なく、左の眼球突出と外眼筋の不全麻痺を認められました。MR（Fig.1）で治療計画（Fig.3）の後、6日間6分割でサイバーナイフの治療を実施しました。

治療後：1年後には腫瘍の縮小に伴い、眼球突出と外眼筋麻痺はほぼ解消されました。3年後のMR（Fig.2）ではさらに腫瘍の縮小が明らかで、視力、視野も異常なく、目の症状は何ら認められませんでした。

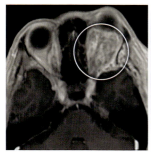 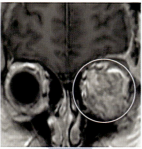 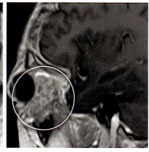

(Fig.1) 治療前のMR。左眼窩内腫瘍（海綿状血管腫）がみられる

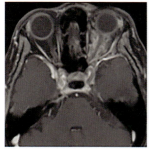 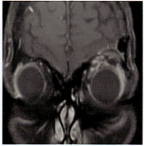 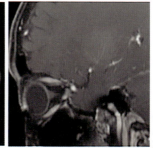

(Fig.2) 治療から3年後のMR。腫瘍は著しく縮小退縮を示した

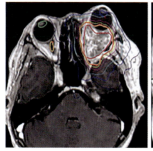 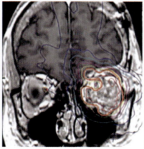 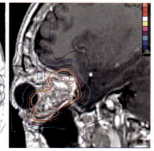

(Fig.3) MR治療計画図。赤い線で囲まれた部分が腫瘍を示す

13 前立腺がん 頭蓋底転移 外転神経麻痺 60代男性

症状：5年前の12月、突然ものが二重にみえるようになり、近医を経由して大学病院を受診しました。MRで斜台部腫瘍による外転神経麻痺の診断ということで、手術をすすめられました。年が明けた1月に脳神経外科専門病院を初診したところ、右外転神経麻痺、右顔面のしびれを認めました。CT（Fig.1）で右錐体骨先端部を中心に骨破壊を伴い内頸動脈を取り囲む頭蓋底骨腫瘍を、MR（Fig.2）で斜台全体を占拠する大きな腫瘍が認められました。また、血管撮影を行うと淡い腫瘍陰影を認めたところから、3月に転移性骨腫瘍や脊索腫を疑い、経鼻的腫瘍部分摘出を施行しました。

治療経過：病理検査は鑑別診断がいろいろ錯綜しましたが、結局、免疫染色でPSA強陽性にて

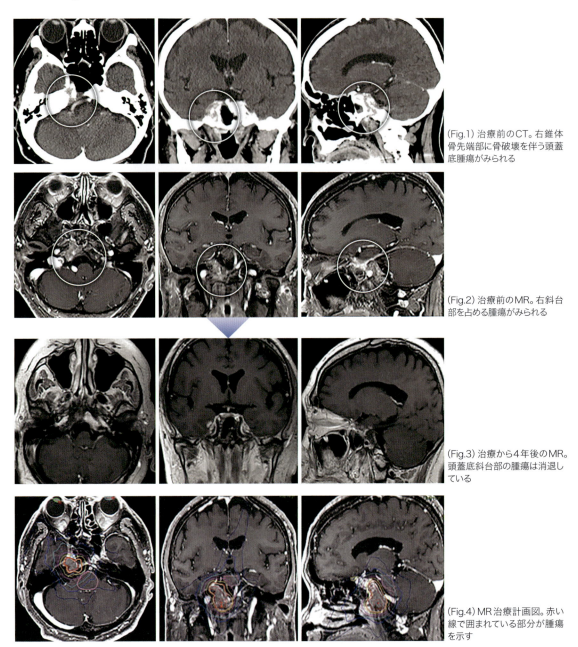

(Fig.1) 治療前のCT。右錐体骨先端部に骨破壊を伴う頭蓋底腫瘍がみられる

(Fig.2) 治療前のMR。右斜台部を占める腫瘍がみられる

(Fig.3) 治療から4年後のMR。頭蓋底斜台部の腫瘍は消退している

(Fig.4) MR治療計画図。赤い線で囲まれている部分が腫瘍を示す

前立腺がんとの診断に至りました。血清PSAも437ng/mlと高値を示したことから、残存腫瘍について4月、5日間5分割でサイバーナイフの治療（Fig.4）を加えました。

治療後：PETで前立腺左葉に前立腺がんを示す集積像を認め、さらに肋骨、胸椎、腰椎、仙骨、骨盤骨などに多発骨転移を示す集積がみられました。

5月には泌尿器科に転院しホルモン治療を開始しました。7月の経過観察時には、外転神経麻痺はほとんど消失、4年後のMRで腫瘍は著明な縮小（Fig.3）を示しました。PSAはホルモン療法後431、332、6.27、0.442と急速な低下、正常化を示しています。今後も経過観察の予定です。

14 てんかん発作（脳動静脈奇形、AVM） 20代男性

症状：6年前の1月、作業中に突然意識を消失、痙攣発作が起こり近くの総合病院の脳神経外科に入院しました。MR（Fig.2）、脳波検査で右前頭葉の脳動静脈奇形と診断されて、抗てんかん薬の内服が開始されました。その後、手術による治療をすすめられたので4月、手術について相談のため当院へ来院されました。そこで手術に代えてサイバーナイフの定位放射線治療を提案されました。

治療経過：5月、結局手術ではなくサイバーナイフの治療を受けることになりCT、MR（Fig.1）の治療計画を済ませて、短期入院で3日間3分割にて治療を実施しました。

治療後：その後、抗てんかん薬の内服と年2回の定期的追跡を重ね、3年を経過して脳動静脈奇形は消退しました（Fig.3）。てんかん発作もよく抑制され、次第に内服を減量しています。

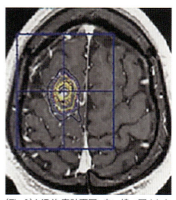

(Fig.1) MR治療計画図。赤い線で囲まれた部分が脳動静脈奇形を示す

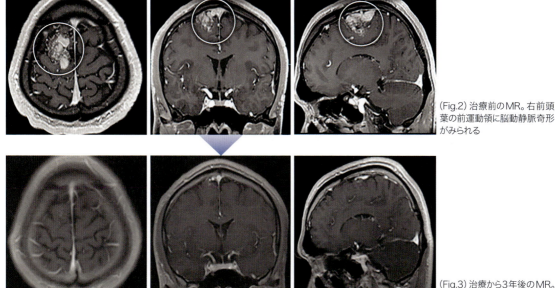

(Fig.2) 治療前のMR。右前頭葉の前運動領に脳動静脈奇形がみられる

(Fig.3) 治療から3年後のMR。脳動静脈奇形はほぼ消退した

15 頸部頸動脈分岐部のグロムス腫瘍　60代女性

症状：16年前頃から、右頸部にゆっくりと大きくなってくる硬くない腫瘤があることには気づいていました。10年前に軽い運動失語症と右片麻痺を発症し、小さな左大脳基底核の脳出血という診断をされ、近くの総合病院に入院しました。このとき、改めて高血圧があり、調べてみると右頸部に大きな腫瘤があることが指摘されました。

その後、失語症と片麻痺が軽快したので、頸部腫瘤と高血圧の合併について大学病院を紹介されて受診した際、頸部グロムス腫瘍を念頭に内分泌ホルモン検査を受けましたが異常はなく、非機能性頸部グロムス腫瘍と診断が下されました。大学病院ではこの頸部頸動脈分岐部グロムス腫瘍は体積が大きく、周囲の頸動脈に浸潤しているので手術治療は困難であることが告げられたことから、8年前に治療を求めて当院へ来院されました。

治療経過：CT（Fig.1）、MR（Fig.2）、血管撮影（Fig.3）により腫瘍と頸動脈の関係を確認し、脳神経外科とよく相談したうえで、手術に代えて治療計画（Fig.4）後、サイバーナイフの治療を実施しました。

治療後：その後、地元の病院とともに経過を観察していますが、治療から1年後より腫瘍の縮小傾向が明らかとなり、1年8ヵ月後に治療計画のときには15.1ccあった腫瘍体積（Fig.5）が、9.1ccまで縮小（Fig.6）しており、頸部腫瘤の膨らみも自覚的に判然としなくなってきています。

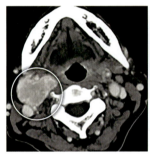
（Fig.1）治療前のCT。右頸動脈分岐部に大きな腫瘍がみられる

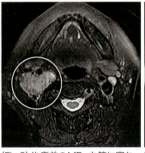
（Fig.2）治療前のMR。血管に富む腫瘍は内頸動脈と外頸動脈に接してみられる

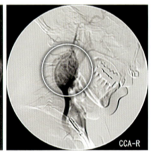
（Fig.3）治療前の血管撮影。血管成分に富む腫瘍が内頸動脈と外頸動脈に接してみられる

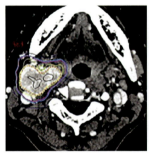
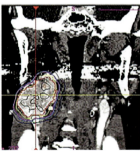
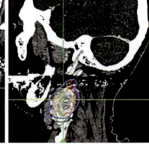
（Fig.4）CT治療計画図。赤い線で囲まれた部分が腫瘍を示す

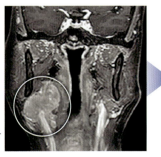
（Fig.5）治療前のMR（治療計画時）

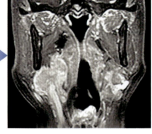
（Fig.6）治療から1年8ヵ月後のMR。体積は15ccより9ccへと縮小をみせている

16 脳転移（脳室）肺扁平上皮がん　60代女性

症状：年の初めころよりふらふらして、物が二重にみえることを自覚していました。近くの眼科、耳鼻咽喉科を経由して、4月に大学病院の脳神経外科を受診しました。MRで頭蓋内正中部の中脳に腫瘍があることを指摘されました。すぐに神経内視鏡による腫瘍の生検と第三脳室底開窓手術が行われました。組織検査の結果、頭蓋内には存在しない扁平上皮がんと診断が確定したので、転移性脳腫瘍と判明し、この転移性脳腫瘍の治療のため紹介されてサイバーナイフの治療に来院されました。

治療経過：来院時、眼球運動障害による複視を強

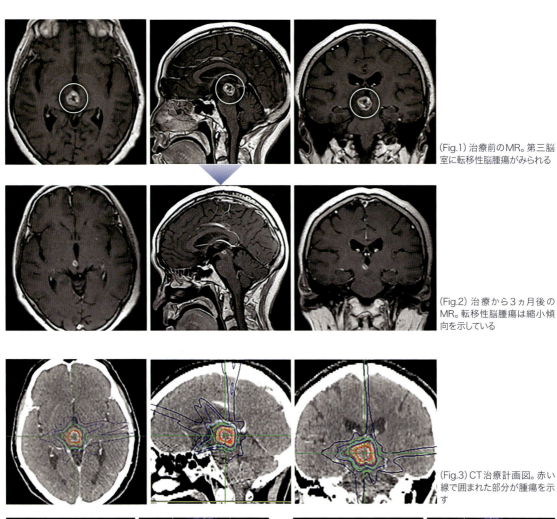

(Fig.1) 治療前のMR。第三脳室に転移性脳腫瘍がみられる

(Fig.2) 治療から3ヵ月後のMR。転移性脳腫瘍は縮小傾向を示している

(Fig.3) CT治療計画図。赤い線で囲まれた部分が腫瘍を示す

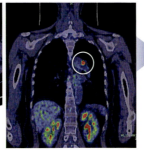

(Fig.4) 治療前のPETCT。大動脈弓に接して原発の肺扁平上皮がんがみられる

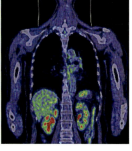

(Fig.5) 治療から3ヵ月後のPETCT。原発の肺扁平上皮がんは縮小消退傾向をみせている

く訴えました。CT、MR（Fig.1）の画像検査を済ませて治療計画（Fig.3）の後、転移性脳腫瘍の治療は3日間3分割で実施しました。また、原発がんの検索にPETCT（Fig.4）を実施し、左肺野の大動脈と接する原発の肺扁平上皮がんを同定しました。脳に引き続きこの肺扁平上皮がんも、5日間5分割（Fig.6）でサイバーナイフの治療を実施しました。

治療後：3ヵ月後にMR（Fig.2）で脳転移の縮小と複視の改善を、PETCT（Fig.5）にて肺がんの消失傾向を確認しました。現在、元の大学病院に戻り、継続治療を続けています。

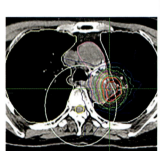 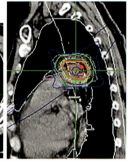 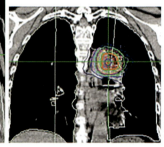

(Fig.6) CT治療計画図。赤い線で囲まれた部分が腫瘍を示す

17 血管外皮腫（けっかんがいひしゅ）　40代男性

症状：初めは12年前に頭頂部の頭皮に突出する腫瘤が出現し、次第に大きくなったことから近くの県立総合病院の脳神経外科を受診しました。

治療経過：同病院にて腫瘍を摘出し病理検査したところ、血管外皮腫と診断されました。その後、大学病院を紹介されて放射線治療が25回行われました。ところが8年前に脳内に再発し、このときは同県立病院で定位放射線治療が実施されました。その後も計2回にわたり脳内に再発したことから手術が行われ、4年前には腰椎、腹腔内、さらには脳内に再発したので、サイバーナイフ治療を当院で受けました。昨年の夏、症状は特にありませんでしたが、経過観察で頭部MR（Fig.1）を撮ると右前頭葉の運動領の近くに再発腫瘍がみられま

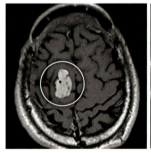 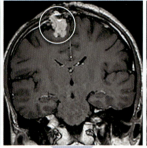 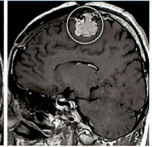

(Fig.1) 治療前のMR。右前頭葉前運動領に腫瘍再発がみられる

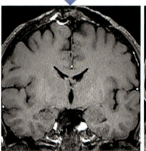 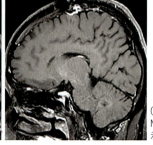

(Fig.2) 治療から6ヵ月後のMR。腫瘍はほぼ縮小消退を示した

した。てんかん発作や運動麻痺が起こる前に治療計画（Fig.3）を済ませて、5日間5分割でサイバーナイフ治療を実施しました。

治療後：治療から6ヵ月後のMR（Fig.2）で確認すると腫瘍はほぼ消退し、何ら症状はみられていないところです。

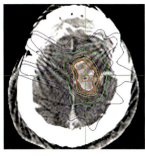
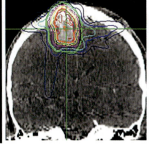
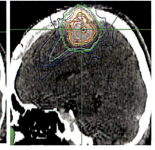

(Fig.3) CT治療計画図。赤い線で囲まれた部分が腫瘍を示す

18 脳幹部(のうかんぶ)腫瘍(しゅよう)　　20代女性

症状：3年前の年初より体調の不調があり、特に物が二重にみえる、左半身がしびれるといったことを自覚しました。近くの眼科や、総合病院を経て、大学病院脳神経外科を受診しました。MR検査の結果、脳幹部腫瘍と診断をされ治療の説明がなされました。その後、治療の相談を希望して当院脳神経外科を受診されました。

治療経過：組織検査をして放射線化学療法をするかなどいろいろと検討を重ねた結果、サイバーナイフによる定位放射線治療についての相談となりました。多発脳神経麻痺、眼球運動障害など脳幹部症候を認めましたので、本人および家人と充分に相談し、その他の治療に先駆けてまず、サイバーナイフの治療を実施することになりました。CT、

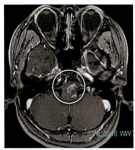

(Fig.1) 治療前のMR。各条件の撮影でそれぞれ脳幹部に腫瘍が確認される

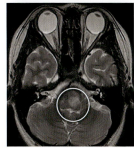
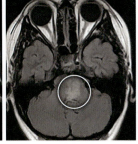
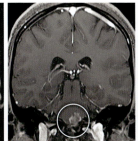
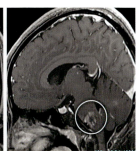

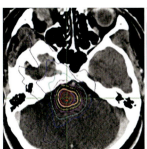
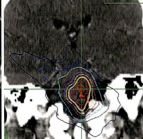
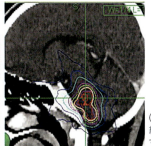

(Fig.2) CT治療計画図。赤い線で囲まれた部分が腫瘍を示す

MR（Fig.1）検査を済ませ、治療計画（Fig.2）の後、通院で17日間10分割で治療が遂行されました。

治療後：その後、定期的に経過観察が行われましたが、約6ヵ月の経過でいくつかの脳神経症候が出ては消える時期を過ぎ、次第に安定した時期を迎えて症状はほぼ消退（Fig.3）しました。治療後は変わらずに学生生活を続けています。

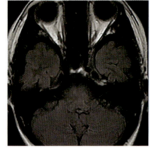
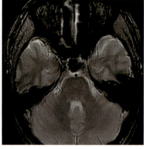
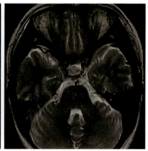

（Fig.3）治療から3年後のMR 脳幹部の腫瘍や浮腫はほぼ消退している

19 髄膜腫（鞍結節部） 80代女性

症状：15年前、次第に進行する左視力の低下を訴えて自宅近くの市立病院を受診しました。

治療経過：同院脳神経外科の検査、MRでトルコ鞍近傍の脳腫瘍と診断され、経鼻的腫瘍摘出術を受けました。手術の後、摘出した腫瘍の病理検査で髄膜腫であることが診断、確定されました。その後、同院で経過観察をしていましたが腫瘍が再び増大してきたので、もう一度手術が必要であるという説明をされるに至り、8年前に紹介状を持って来院されました。できれば再度の手術を避けたいという希望や、年齢など考慮して、手術に代えてMRの治療計画後（Fig.3）、5日間5分割のサイバーナイフの治療を実施したのち、地元の病院へ戻られました。

治療後：治療前の腫瘍体積は4.2ccでした（Fig.1）。地元で再び経過観察が行われましたが、治療から3年6ヵ月後のMR（Fig.2）では、腫瘍は次第に明らかに縮小傾向をみせていることが確認され、視野、視力とも保たれた状態であることが確認されました。

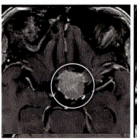
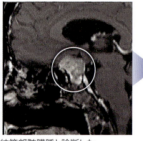

（Fig.1）治療前（8年前）のMR。鞍結節部髄膜腫と診断した

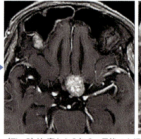
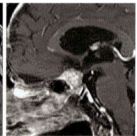

（Fig.2）治療から3年6ヵ月後のMR。腫瘍は明らかな縮小傾向を示している

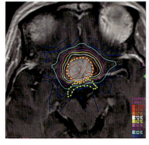
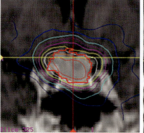
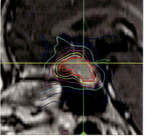

（Fig.3）MR治療計画図。赤い線で囲まれた部分が腫瘍を示す

20 上咽頭がん頭蓋底斜台進展

60代男性

症状：5ヵ月前から後頸部痛、しゃべりにくい、呂律がまわらないことを自覚し、近医を受診しました。

治療経過：舌の動きが悪いことを指摘され、舌がんなどが疑われて大学病院の耳鼻咽喉科を紹介されました。診察で両側の舌下神経麻痺を認め、MRで斜台部に腫瘍がみられたため脳神経外科の紹介を受けました。腫瘍はがんの転移など悪性腫瘍が疑われ、手術治療は困難であろうことを説明されたのち、当院へ紹介されて来院されました。脳神

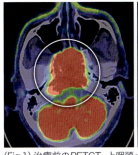
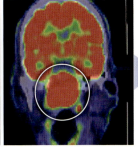
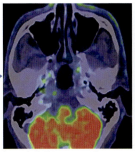
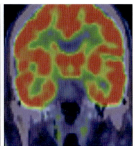

(Fig.1) 治療前のPETCT。上咽頭～頭蓋底に拡がる悪性腫瘍と左頸部リンパ節転移がみられた

(Fig.2) 治療から3ヵ月後のPETCT。治療部位の腫瘍はほぼ縮小消退を示した

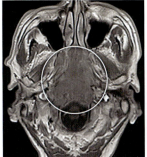
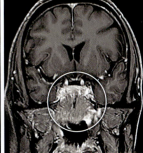
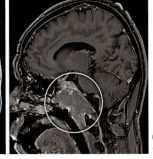

(Fig.3) 上咽頭より頭蓋底斜台部を腫瘍が占めている

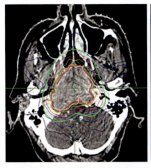
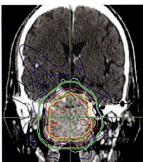
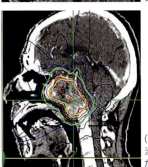

(Fig.4) 頭蓋底斜台部腫瘍CT治療計画図。赤い線で囲まれた部位が腫瘍を示す

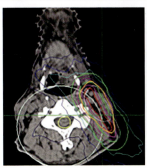
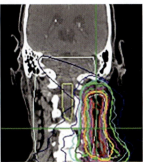
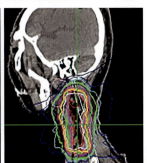

(Fig.5) 頸部リンパ節転移CT治療計画図

経外科と耳鼻科の診断は、上咽頭がん、扁平上皮がんの頭蓋底斜台部進展となり、サイバーナイフの治療をすすめられました。両側舌下神経の麻痺と嚥下障害を認めたのち、PETCT（Fig.1）、CT、MR（Fig.3）を撮り、治療計画（Fig.4,5）を済ませて、まず斜台部腫瘍を10日間10分割、頸部リンパ節転移を7日間7分割でサイバーナイフ治療を行いました。

治療後：治療から1～2ヵ月で舌の麻痺は次第に改善し、呂律困難、嚥下障害もすみやかに改善されました。治療から3ヵ月後のMR（Fig.6）、PETCT（Fig.2）で腫瘍の縮小消退を確認しつつ、今後も厳重な経過観察を予定しています。

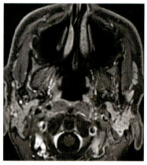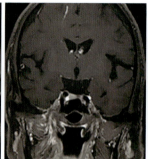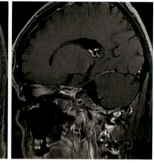

(Fig.6) 治療から3ヵ月後のMR。治療部位の腫瘍はほぼ縮小消退を示した

21 髄膜腫（頸静脈孔部） 70代女性

症状：8年前に声がかすれる、飲み込みにくいなどの症状を訴えて、近医に紹介された大学病院の脳神経外科で頭蓋底の腫瘍を指摘されました。

治療経過：治療は大変困難で、合併症が避けられないことから経過観察をすすめられました。経過観察の4年後、腫瘍の増大傾向が明らかとなり、症状もやや悪化したので当院へ来院されました。腫瘍は良性腫瘍であり治療により消失しないけれども増大しなくなること、あるいは縮小傾向を示すこと、かすれ声や嚥下障害などの症状がこれ以上悪くならないことを目的にサイバーナイフ治療をすることをよく説明して納得を得、MR（Fig.1）

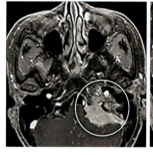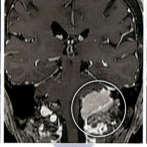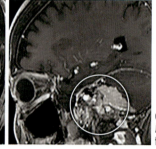

(Fig.1) 治療前のMR。左頭蓋底の経静脈孔を中心に拡がる髄膜腫を認める

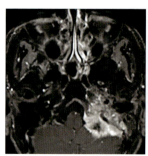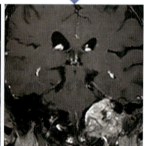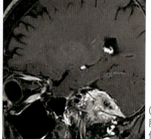

(Fig.2) 治療から4年後のMR。腫瘍は放射線治療により縮小傾向を示している

を撮り、CT、MRの治療計画（Fig.3）を済ませて、6日間6分割のサイバーナイフの治療を通院で実施しました。

治療後：その後、現在まで年に1〜2度、経過観察を継続中です。現在のところ症状の悪化はみられず、むしろ2年を超えて改善傾向が明らかとなり、治療から4年後のMR（Fig.2）で腫瘍は縮小傾向を示していることが確認されました。

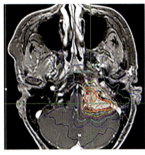
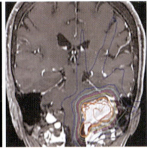
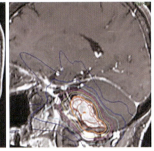

(Fig.3) MR治療計画図。赤い線で囲まれた部分が腫瘍を示す

22 視神経鞘髄膜腫　50代女性

症状：7年前の5月上旬より右眼視野異常（下方がみえづらい感じ）を自覚して近医眼科を受診しました。ただちに眼窩内腫瘍を疑われ大学病院を紹介されました。

治療経過：視力は、右1.0 左1.2で 眼科の診察では、前眼部、中間透光体、眼底に異常は認められま

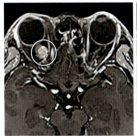
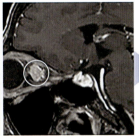
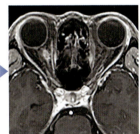
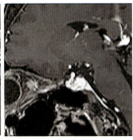

(Fig.1) 治療前のMR

(Fig.2) 治療から5ヵ月後のMR。腫瘍は明らかな縮小傾向を示した

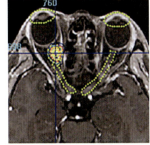
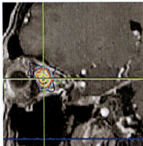
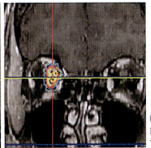

(Fig.3) MR治療計画図。赤い線で囲まれた部分が腫瘍を示す

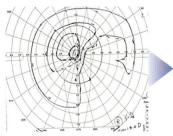
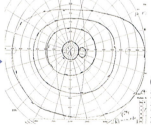

(Fig.4) 治療前の視野測定図。

(Fig.5) 治療後の視野測定図。治療前にみられた視野欠損が治療後に改善していることがわかる

せんでした。右眼の視野欠損が徐々に進行(Fig.4)するために同年8月、紹介されて当院へ来院されました。CT、MR（Fig.1）で右視神経を内側より圧排する視神経鞘髄膜腫という診断となり、同月8月中に治療計画（Fig.3）を済ませ、5日間5分割でサイバーナイフの治療を行いました。

治療後：当初、腫瘍体積は0.54ccと極小でした。治療後、視野欠損は比較的急速に改善を示し(Fig.5)、腫瘍もMR画像上、縮小傾向が確認されました（Fig.2）。

23 正常分娩に至った脳動静脈奇形　20代女性

症状：来院する3ヵ月前、勤務中に突然、気分不快を訴えて嘔吐し、近くの市立病院の脳神経外科へ入院されました。

治療経過：左側頭葉の小さな脳出血と診断され、原因は脳動静脈奇形であり手術治療が望ましい反面、病変の部位が優位半球の左側頭葉であり、失語症や認知障害、視野障害など深刻な機能障害の後遺症の可能性が高いという説明がありました。その後、治療を求めて当院へ来院されました。よく説明の後、CT、MR（Fig.1）を撮り、治療計画（Fig.4）策定の後、3日間3分割のサイバーナイフ治療を実施しました。

治療後：当初、脳動静脈奇形の体積は5.5ccと大きなものでした。その後、定期的に年1～2度経過観察を続けた結果、2年後には明らかな縮小傾向がみられ（Fig.2）、5年後にはほぼ縮小消退を

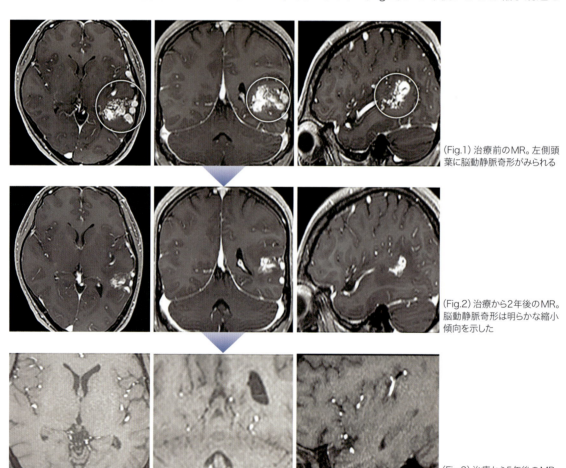

(Fig.1) 治療前のMR。左側頭葉に脳動静脈奇形がみられる

(Fig.2) 治療から2年後のMR。脳動静脈奇形は明らかな縮小傾向を示した

(Fig.3) 治療から5年後のMR。脳動静脈奇形はほぼ消退を示した

確認しました（Fig.3）。この確認の3ヵ月後、妊娠38週で約3000ｇの男児を正常分娩で出産され、1ヵ月後の検診で母子ともに異常を認めないことが産婦人科医より報告がありました。

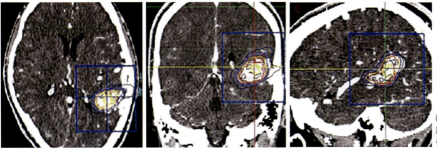

(Fig.4) CT治療計画図。赤い線で囲まれた部位が脳動静脈奇形を示す

24 下垂体転移（耳下腺がん） 50代女性

症状：4年前の3月、がん専門病院の頭頸科で耳下腺がんの手術を受け、6月に副咽頭間隙部に腫瘍が再発し、これについては陽子線治療を受けました。その後の経過観察を希望され当院へ来院し、いくつかの小さなリンパ節転移再発を繰り返していたことから、当院で追加の定位放射線治療を加えてきました。

治療経過：今回は、治療の1ヵ月前より比較的急激に頭痛、左眼瞼下垂、複視が出現してきたので至急の申込みにより来院されました。頭蓋底の転移を疑いPETCT（Fig.1）、CT（Fig.5）、MR（Fig.3）を撮った結果、耳下腺がんの脳下垂体転移と診断され、治療計画（Fig.4）を作成しました。その後、治療は5日間5分割で実施しました。

治療後：当初、腫瘍体積は2.7ccでした。眼瞼下垂は治療中にもすでに改善の兆しをみせ始めて、2ヵ月後には出現した複視もほぼ消失しました。またPETCT（Fig.2）やCT（Fig.6）でも、腫瘍の縮小消退が確認されました。

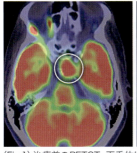
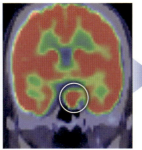
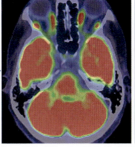

(Fig.1) 治療前のPETCT。下垂体に悪性腫瘍の転移を示す取り込みがみられる

(Fig.2) 治療後のPETCT。治療前にみられた下垂体悪性腫瘍の転移はほぼ消退した

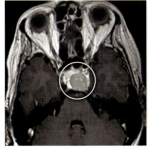
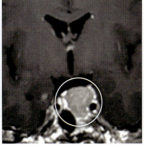
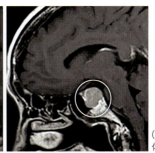

(Fig.3) 治療前のMR。脳下垂体に転移性腫瘍がみられる

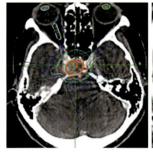
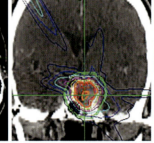
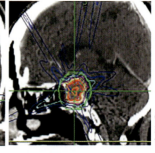

(Fig.4) CT治療計画図。赤い線で囲まれた部位が腫瘍を示す

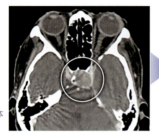
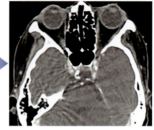

(Fig.5) 治療前のCT。下垂体に転移性腫瘍がみられる

(Fig.6) 治療後のCT。下垂体の転移性腫瘍はほぼ消退した

25 乳がんの大きな転移性脳腫瘍　60代女性

症状：8年前に発症したホルモン反応性左乳がんで治療後、経過をみていましたが、3年前に約2週間の期間で次第に約左上下肢の動きが悪くなり、頭痛と嘔気が伴ってきたため、救急で総合病院を受診し入院となりました。

治療経過：MRを撮ったところ脳転移がみつかり、手術治療をすすめられましたが、手術に代えて放射線治療を本人と家人が希望したため、紹介されて当院へ来院されました。MRで右大脳運動領に大きな転移性脳腫瘍がみられたことから、改めてCT、MR（Fig.1）を撮り、治療計画（Fig.3）を済ませて、5日間5分割で治療を実施しました。

治療後：治療から1年後のMR（Fig.2）の経過観察では、腫瘍はほぼ消退退縮していました。

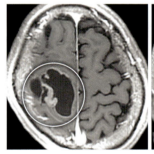
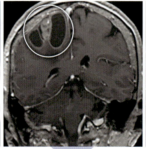
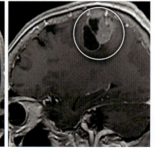

(Fig.1) 治療前のMR。右大脳運動領にのう胞を形成する大きな転移性脳腫瘍を認める

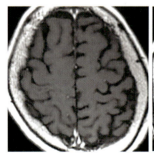
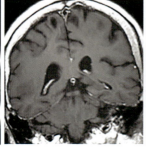
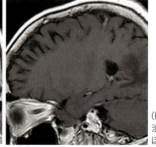

(Fig.2) 治療から1年後のMR。治療前にみられた脳腫瘍はほぼ消退退縮している

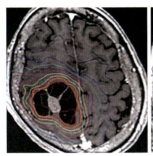
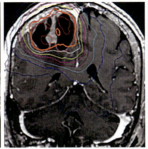
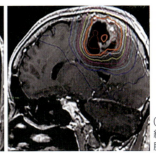

(Fig.3) MR治療計画図。赤い線で囲まれた部分が転移性脳腫瘍を示す

26 大きなeloquent脳動静脈奇形（めまい） 30代男性

症状：10年前の9月に夜勤の仕事をしていて、めまいを自覚したので、近くの総合病院の脳神経外科を受診しました。MRで左側頭葉に比較的大きな脳動静脈奇形があることを指摘されました（Fig.1）。その年の暮れの12月に同院で脳血管撮影が行われ、脳動静脈奇形について手術、血管内治療、ガンマナイフなどの治療法が検討されましたが、結局、治療は困難で慎重に経過観察となりました。8年前に、脳神経外科専門の病院へ治療について相談のために受診しましたが、治療は同様に大変に困難を極めることから、引き続き経過観察が続けられました。5年前の11月に治療を求

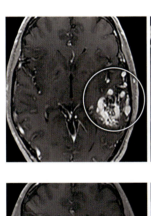
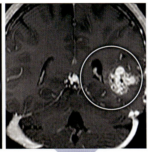
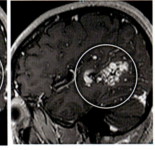

(Fig.1) 治療前のMR。左側頭葉に大きな脳動静脈奇形がみられる

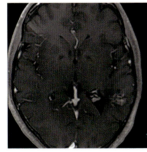
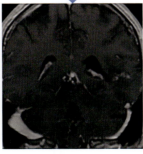
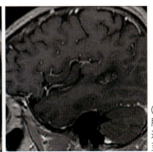

(Fig.2) 治療から3年後のMR。脳動静脈奇形は次第に縮小消退傾向を示し、ほぼ消退するに至った

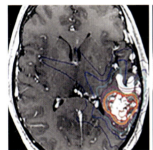
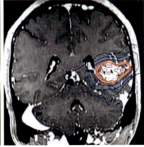
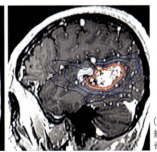

(Fig.3) MR治療計画図。赤い線で囲まれた部分が脳動静脈奇形を示す

第2部 ▶ サイバーナイフの治療例　47

めてサイバーナイフ治療の相談に来院されました。

治療経過：放置したときの出血の可能性とそのときの障害の程度などもよく検討し、サイバーナイフの治療を実施することになり、治療計画後（Fig.3）、12月に3日間3分割で治療を実施しました。

治療後：その後、年に2回の経過観察をMRで始めましたが、脳動静脈奇形は次第に縮小傾向をみせ、3年が経過した時にはほぼ消退と判定されました（Fig.2）。現在、治療後4年6ヵ月が経過しており、年に1度の経過観察を続けていますが、何ら生活や就業上について不都合な症候はみられていないようです。

27 のう胞性の聴神経腫瘍　　60代女性

症状：50代前半より甲状腺乳頭がんの診断があり、甲状腺専門病院で手術を受けて、その後も同院で経過観察を続けていました。いつしか左聴力は次第に失われ、時にはふらふらすることや、6年前に左顔面神経麻痺を発症し内服治療で改善し、回復したという既往もありました。

治療経過：4年前に紹介を受けて当院へ来院され、治療は手術治療に代えてサイバーナイフの治療を希望されました。MR（Fig.1）でのう胞性の比較的大きな左聴神経腫瘍を確認し、治療計画（Fig.3）を作成しました。治療は、のう胞の拡大で症状の悪化することを懸念して安全を優先し、7日間7分割で実施しました。

治療後：当初、腫瘍の体積は4.4ccでした。治療後は年に1～2回経過観察を繰り返していますが、4年後のMRでは腫瘍は著しく縮小退縮傾向をみせていることが確認されました（Fig.2）。

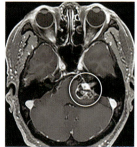
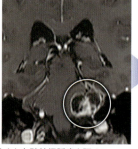

（Fig.1）治療前のMR。のう胞性の大きな左聴神経腫瘍を認める

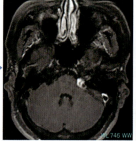
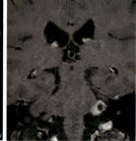

（Fig.2）治療から4年後のMR。腫瘍は著しい縮小退縮傾向を示している

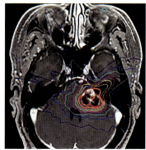
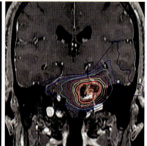
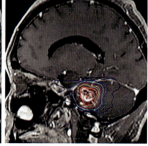

（Fig.3）MR治療計画図。赤い線で囲まれている部位がのう胞性腫瘍を示す

28 甲状腺濾胞がんの頭蓋骨転移と脳下垂体転移　40代男性

症状：9ヵ月前に右頸部腫瘤を訴えて大学病院の頭頸科を受診し、画像検査や生検検査を受けた結果、右甲状腺濾胞がんとその頭蓋底転移を指摘されました。まず同大学で甲状腺がん濾胞がんの摘出手術が行われました。手術後、転移病巣の治療については通常の通り、放射性ヨウ素アイソトープ治療のため甲状腺専門の病院へと紹介されました。甲状腺専門の病院では、頭痛が激しいこと、だるく疲れやすいことなどを訴えることから、予定の治療を優先するのではなく、大きな頭蓋骨転移について手術あるいは放射線治療などが望ましいと考えて、当院へ紹介され来院されました。

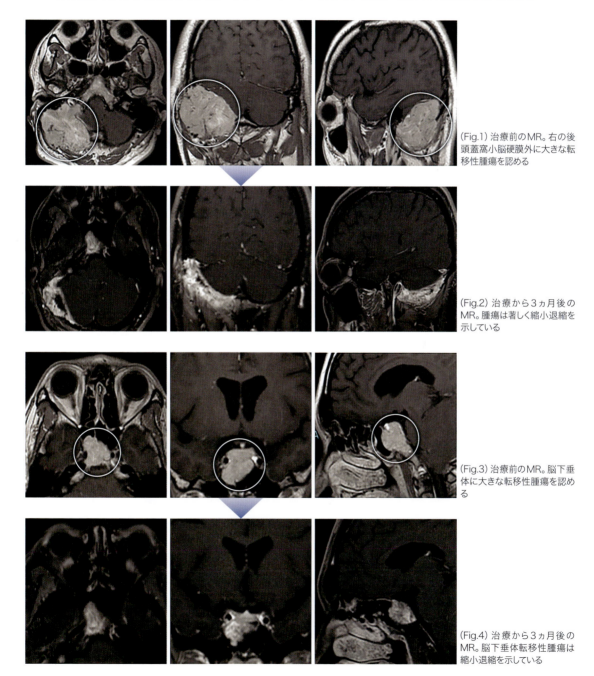

(Fig.1) 治療前のMR。右の後頭蓋窩小脳硬膜外に大きな転移性腫瘍を認める

(Fig.2) 治療から3ヵ月後のMR。腫瘍は著しく縮小退縮を示している

(Fig.3) 治療前のMR。脳下垂体に大きな転移性腫瘍を認める

(Fig.4) 治療から3ヵ月後のMR。脳下垂体転移性腫瘍は縮小退縮を示している

治療経過：MR（Fig.1,3）、CTで病変を確認し、PETCT（Fig.5,7）で全身多発転移を検索しました。まず大きな後頭蓋窩小脳硬膜外転移と脳下垂体転移について優先して治療計画（Fig.9.10）を立て、大きな後頭蓋窩腫瘍は7日間7分割で、脳下垂体転移は5日間5分割でそれぞれ治療を実施しました。治療をしている期間には脳下垂体機能検査も進め、転移により脳下垂体機能低下をきたしており、副腎皮質ホルモンを内服補充することで、自覚していただるさ、倦怠感は一掃されました。

治療後：治療から3ヵ月後のMR（Fig.2,4）、PETCT（Fig.6,8）をみたところ、治療した腫瘍はそれぞれ縮小退縮傾向が明らかであることが確認されました。

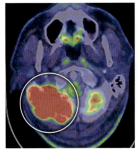 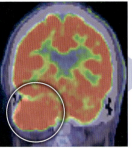 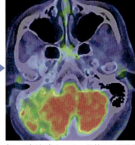 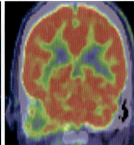

(Fig.5) 治療前のPETCT。右の後頭蓋窩小脳硬膜外に大きな転移性腫瘍を認める

(Fig.6) 治療から3ヵ月後のPETCT。腫瘍は著しく縮小退縮を示している

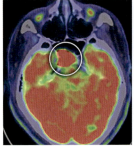 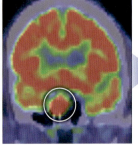 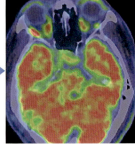 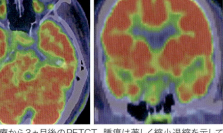

(Fig.7) 治療前のPETCT。脳下垂体に大きな転移性腫瘍を認める

(Fig.8) 治療から3ヵ月後のPETCT。腫瘍は著しく縮小退縮を示している

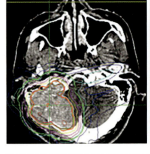 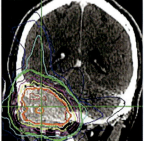 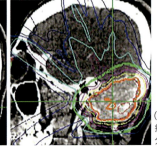

(Fig.9) 後頭蓋窩腫瘍のCT治療計画図。赤い線で囲まれる部分が転移性腫瘍を示す

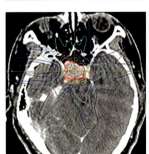 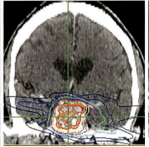 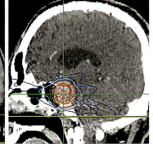

(Fig.10) 脳下垂体転移のCT治療計画図。赤い線で囲まれる部位が腫瘍を示す

29 眼窩内の海綿状血管腫

50代男性

症状：10年前頃より右視力低下が明らかに進行してみえにくくなり、何度も眼鏡を変えるもすぐに合わなくなっていました。6年前に視力低下について大学病院の眼科を受診したところ、MRで眼窩内に腫瘍があることが判明しましたが、手術治療は困難であり、経過観察となっていました。

治療経過：3年前、当院にてこの眼窩内海綿状血管腫のサイバーナイフ治療が可能かどうか診察に来院されました。MR（Fig.1）でいくつかの撮影法を変えて画像検査を済ませ、腫瘍が海綿状血管腫であるという確定診断を得て治療計画（Fig.3）を作成し、治療を5日間5分割で実施しました。

治療後：治療から2年を経て眼球突出は改善し、視力も少しずつ改善を示しました。治療2年後のMRで腫瘍の縮小退縮をみせ、眼球突出の改善が確認されました（Fig.2）。

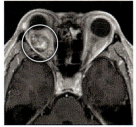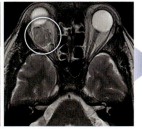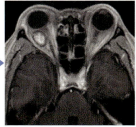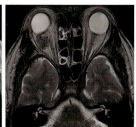

(Fig.1) 治療前のMR。右眼窩外側に腫瘍が視神経を内側に圧迫して存在する眼窩内海綿状血管腫と診断した。右の眼球突出がみられる

(Fig.2) 治療から2年後のMR。腫瘍は縮小退縮傾向をみせて右の眼球突出は改善した

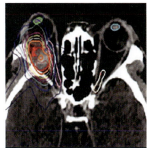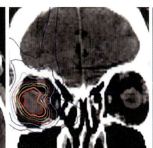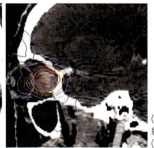

(Fig.3) CT治療計画図。赤い線で囲まれている部位が腫瘍（海綿状血管腫）を示す

30 海綿静脈洞部海綿状血管腫

50代女性

症状：元気に生活していましたが、5年前の人間ドックを受診した際、突然大きな脳腫瘍があることを指摘されました。治療について近くの大学病院を受診し、手術摘出を提示されましたが、特に自覚的な症候もなく、迷ったうえで家人とよく話をして、サイバーナイフの治療について相談のため来院されました。

治療経過：いくつかの条件で撮影したMR画像（Fig.1）より、診断は海綿静脈洞部の海綿状血管腫と考えられたことから、手術ではなくサイバーナイフの治療を行うことになりました。MR治療計画を作成（Fig.3）したのち、治療を5日間5分割で実施しました。

治療後：その後、遠隔地にて年に1～2回、MR画像による追跡を行ってきましたが、治療から1年6ヵ月の時点で腫瘍はほぼ縮小消退し（Fig.2）、現在まで変わりません。治療前より現在まで、何ら症候は認めていないようです。

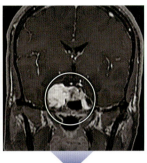
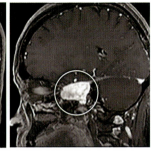

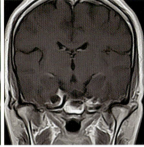
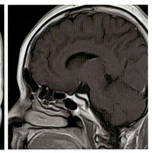

(Fig.1) 治療前のMR。右海綿静脈洞部に海綿状血管腫を認める

(Fig.2) 治療から1年6ヵ月後のMR。腫瘍は著しく縮小退縮している

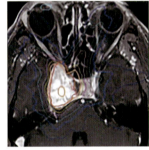
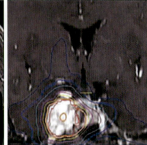
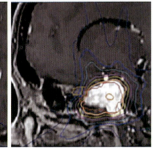

(Fig.3) MR治療計画図。赤い線で囲まれた部位が腫瘍を示す

31 頭蓋咽頭腫 （とうがいいんとうしゅ）　40代女性

症状：5年前、海外で生活をしていた時期に視野狭窄（両耳側半盲）と無月経にて下垂体部の腫瘍が発見され、経鼻的腫瘍摘出術が行われました。腫瘍は部分摘出により視野は拡がりましたが、下垂体機能低下症の後遺症が残りました。

治療経過：帰国後、3年前より当院脳神経外科で経過をみていましたが、腫瘍の再増大がみられることからもう一度、経鼻的な腫瘍摘出術が行われ、術後残存腫瘍についてはサイバーナイフの治療を実施することになりました。2年前にMR（Fig.1）、CTでの治療計画（Fig.4）を済ませて、8日間8分割でサイバーナイフの治療を行いました。

治療後：下垂体機能に対するホルモンの補充療法と合わせて、MRでの画像経過観察が行われました。すでに治療後3ヵ月で腫瘍の明らかな縮小（Fig2）がみられ、6ヵ月後（Fig3）には腫瘍はほぼ退縮を示しました。

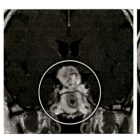
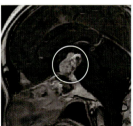

(Fig.1) 治療前のMR。鞍上部に腫瘍がみられる

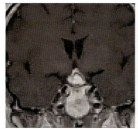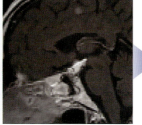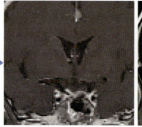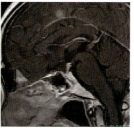

(Fig.2) 治療から3ヵ月後のMR。腫瘍は明らかな縮小傾向をみせている　　(Fig.3) 治療から6ヵ月後のMR。腫瘍は縮小を続けてほぼ退縮した

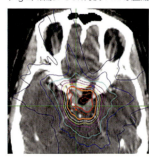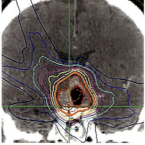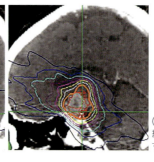

(Fig.4) CT治療計画図。赤い線で囲まれた部分が腫瘍を示す

32 頭蓋咽頭腫（とうがいいんとうしゅ）　　50代女性

症状：約5年おきに頭蓋咽頭腫の診断について通院していた病院で開頭手術が3回行われました。治療を済ませて経過をみると、腫瘍が再増大して、視神経など重要な器官に腫瘍の影響が及ぶことを防ぐためでした。下垂体機能低下症については、ホルモン補充治療が継続して行われました。

治療経過：4年前、再発腫瘍について手術に代えてサイバーナイフの治療を行うべく当院へ来院されました。CT、MR（Fig.1）を撮り、治療計画（Fig.3）作成後、5日間5分割で治療を実施しました。

治療後：治療から1年後までに腫瘍の縮小が少しずつみられ、4年後のMR（Fig.2）では腫瘍は、ほぼ消退退縮を示しています。

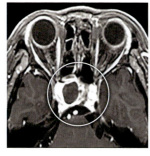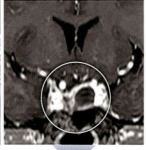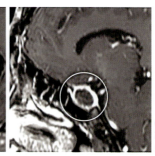

(Fig.1) 治療前のMR。トルコ鞍上に比較的大きな腫瘍がみられる

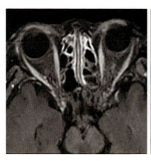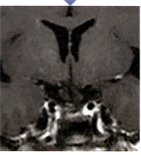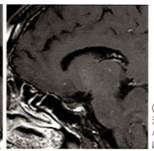

(Fig.2) 治療から4年後のMR。治療後1年で次第に腫瘍の縮小退縮が始まり、4年後にはほぼ腫瘍は消退退縮している

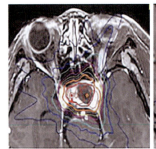
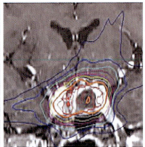
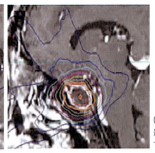

(Fig.3) MR治療計画図。赤い線で囲まれた部位が腫瘍を示す

33 非機能性下垂体腺腫（ひきのうせいかすいたいせんしゅ） 60代女性

症状：12年前に眩暈（めまい）の発作があり、近くの病院で脳神経外科でMRを撮ったところ脳腫瘍を指摘され、紹介されて大学病院を受診しました。大学病院では諸検査の結果、大きな右海綿静脈洞に進展する非機能性下垂体腺腫の診断となりましたが、腫瘍が大きい割に神経症状はほとんどなく、手術をすすめられたものの承諾できずに経過観察が続けられてきました。

治療経過：8年前、脳神経外科専門病院を受診し、サイバーナイフについて相談してみてはどうかとすすめられたことから、当院へ来院されました。CT、MR（Fig1）撮影ののち、治療計画（Fig.4）

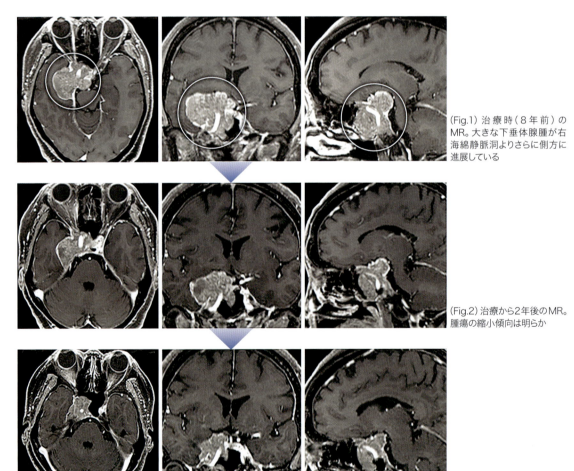

(Fig.1) 治療時（8年前）のMR。大きな下垂体腺腫が右海綿静脈洞よりさらに側方に進展している

(Fig.2) 治療から2年後のMR。腫瘍の縮小傾向は明らか

(Fig.3) 治療から4年後のMR。さらに腫瘍は縮小している

作成後、治療は5日間5分割で実施しました。

治療後：当初は25ccの腫瘍がありました。治療後1年に1〜2回、経過観察が行われましたが、治療前から現在まで特段の症状はなく推移し、良好な経過をたどっており、腫瘍は順調に縮小傾向（Fig.2,3）をみせています。

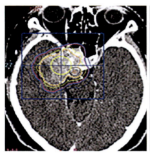
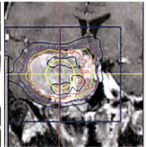
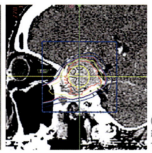

(Fig.4) CT治療計画図。赤い線で囲まれた大きな腫瘍を示す

34 髄膜腫（大孔部） 50代女性

症状：21年前に近くの総合病院脳神経外科で、7年前に増大する残存腫瘍について脳神経外科の専門病院でそれぞれ、脊椎と頭蓋骨の移行する部位（大孔部）の大きな髄膜腫について2回の開頭手術が実施されましたが、ともに腫瘍は出血が多く大部分を摘出することができませんでした。

治療経過：6年前に前医での資料（Fig.1）を持ってサイバーナイフの治療をすすめられて当院を来院されました。左右12本ある脳神経のうち右の下4本の脳神経麻痺が存在していたことから、舌の右半分の麻痺で話しにくい、液体が飲み込みにくい、声がかすれる、右肩の筋肉が萎縮し右上腕が挙上できない、ふらふらして安定感がなくうまく歩きにくい、などを訴えていました。CT、MR（Fig.3）撮影ののち、治療計画（Fig.2）を済ませて、5日間5分割で治療を実施しました。

治療後：その後1年に1〜2回経過観察が続けられています。治療後6年を経た本年のMR（Fig.4）では腫瘍は明らかに縮小傾向をみせており、基本的に不自由ではあるものの症状は、6年前に比べるといろいろと改善してきているということです。

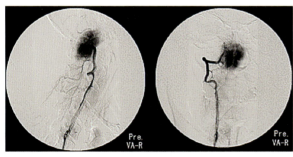

(Fig.1) 前医よりの脳血管撮影資料。腫瘍がたいへん血流豊富であることがわかる

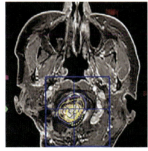
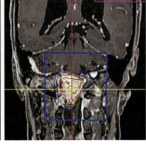
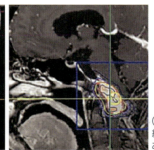

(Fig.2) MR治療計画図。赤い線で囲まれた部位が髄膜腫にあたる

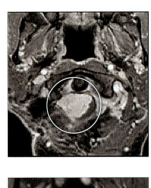
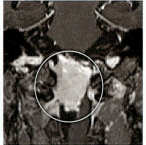
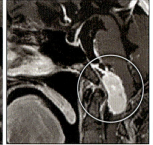

(Fig.3) 治療時（6年前）のMR

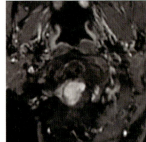
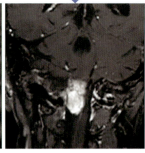
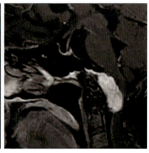

(Fig.4) 治療から6年後のCT。治療前と比べて腫瘍の縮小は明らかになっている

35 髄膜腫（蝶形骨縁髄膜腫眼窩内進展） 30代女性

症状：16年前に、視力低下が次第にすすむことを訴えて大学病院を受診しました。眼科、脳神経外科の診断で眼窩内腫瘍、髄膜腫であろうとの診断を受けますが、手術治療は困難であることを告げられました。その後、さらに視力障害は進行し、左眼の視力は失われ、左眼突出が明らかになってきました。

治療経過：10年前、米国在住の福島孝徳先生にコンタクトを取り、来日したときに診察を受けたところサイバーナイフの治療をすすめられて当院を来院されました。CT、MRによる画像で治療計画を済ませ、蝶形骨縁髄膜腫が左眼窩内に進展した

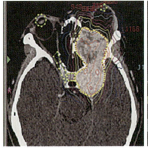
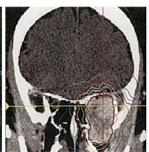
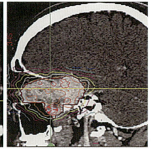

(Fig.1) CT治療計画図。赤い線で囲まれた部分が腫瘍を示す

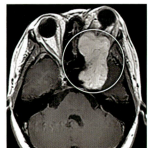
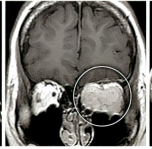
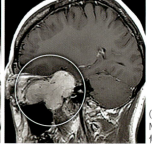

(Fig.2) 治療から6ヵ月後のMR。腫瘍は変わりなく、縮小傾向はみられない

大きな腫瘍に対して5日間5分割のサイバーナイフの治療（Fig.1）を実施しました。

治療後：その後、定期的に1年に1〜2回MR（Fig.2,3,4）で経過観察が行われました。腫瘍はゆっくりですが次第に縮小してきており、眼球突出も改善されましたが、視力が改善することはありませんでした。治療から現在に至るまで、病院での通常の勤務を続けています。

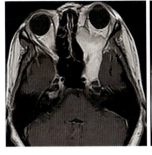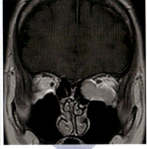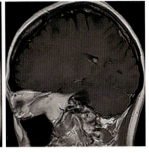

(Fig.3) 治療から5年後のMR。腫瘍はゆっくりと明らかに縮小をみせた

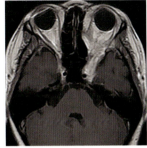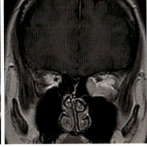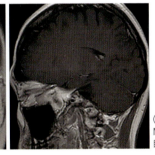

(Fig.4) 治療から10年後のMR。腫瘍はさらに縮小をみせ、眼球突出は改善された

36 神経鞘腫（舌下神経） 60代男性

症状：9年前に軽い一過性脳虚血発作を発病して大学病院の内科を受診しました。そのときMR検査で左の頭蓋底部の腫瘍が偶然に発見され、詳しく追加の検査が行われた結果、舌下神経の神経鞘腫と診断されました。

治療経過：その後、定期的に経過観察をしていましたが、次第に腫瘍のサイズが大きくなってきて、声のかすれ、水の飲み込みにくさが出てきたので、6年前に入院し腫瘍摘出術が行われました。さらにその後も経過観察は続きましたが、再度、腫瘍の増大に伴い左肩の筋肉が萎縮して上腕が上げにくい、水が飲み込みにくい、声がかすれる、舌が左に偏移して呂律がまわらないなどの症状が出てきたことから、紹介されてサイバーナイフ治療のため4年前に当院へ来院されました。CT（Fig.1）とMR（Fig.2）で治療計画を済ませ、5日間5分割で治療を実施しました。

治療後：その後1年に1〜2回経過観察を行って

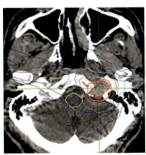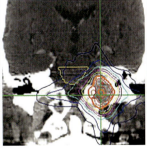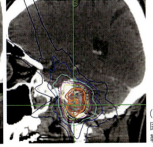

(Fig.1) CT治療計画図。赤く囲まれているのが左舌下神経鞘腫

いますが、腫瘍増大はなく、むしろ縮小傾向をみせ（Fig.3）、症状も悪化することなく、水の飲み込み、呂律がまわらないなどといった症状は改善傾向をみせています。

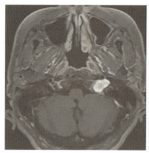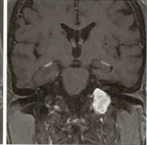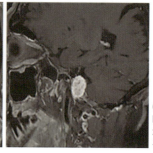

(Fig.2) 治療時（4年前）のMR。左舌下神経鞘腫がみられる

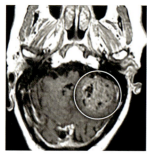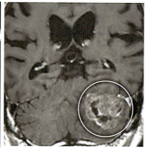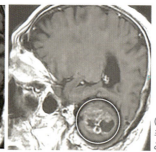

(Fig.3) 治療から4年後の追跡MR。左舌下神経鞘腫はわずかながら縮小傾向をみせている

37 脳転移（肺大細胞がん神経内分泌がん） 70代男性

症状：3年前から大学病院の呼吸器内科で肺がんの化学療法を実施していて、頭痛、ふらつきがみられるのでMRを撮ったところ、大きな小脳転移性腫瘍がみつかったことから当院へ来院されました。

治療経過：CT、MR（Fig.1）を撮り、治療計画

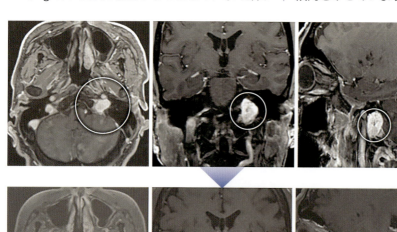

(Fig.1) 治療前のMR。左小脳半球に大きな転移性脳腫瘍がみられる

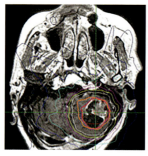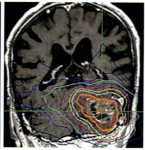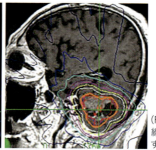

(Fig.2) MR治療計画図。赤い線で囲まれた部分が腫瘍を示す

(Fig.2)を作成し、5日間5分割で治療を実施しました。その1年6ヵ月後、再度、大学病院の呼吸器内科より、今度は右の手足の動きが悪くなったということから、治療のため来院されました。MR（Fig.3）を撮ると、前回治療した左少脳転移は消失しているのが確認できましたが、今回は左大脳運動領に転移性腫瘍がみられ、これが右手足の麻痺の原因と考えられました（Fig.4）。今回もCT、MRを撮り治療計画を作成し（Fig.5）、3日間3分割で治療を実施し、再び大学病院へ戻られました。

治療後：現在も同大学で経過観察と化学療法を続けています。

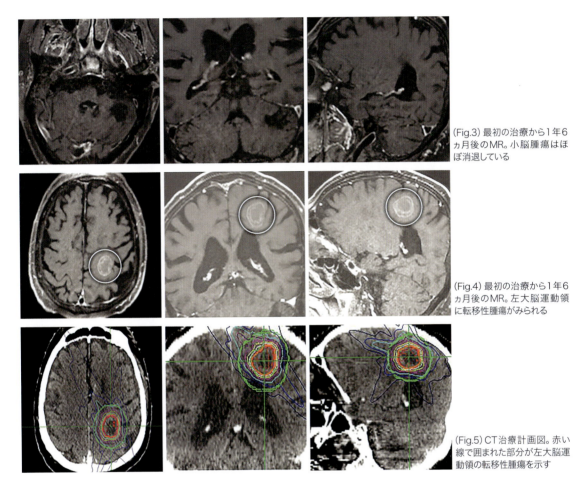

(Fig.3) 最初の治療から1年6ヵ月後のMR。小脳腫瘍はほぼ消退している

(Fig.4) 最初の治療から1年6ヵ月後のMR。左大脳運動領に転移性腫瘍がみられる

(Fig.5) CT治療計画図。赤い線で囲まれた部分が左大脳運動領の転移性腫瘍を示す

38 髄膜腫（斜台部） 80代男性

症状：1〜2年前より歩きづらくなったことで散歩に出かけられなくなり、ふらつきも目立つようになってきたことから、近くの大学病院の脳神経外科を受診しました。

治療経過：MR検査で大孔部より斜台部に髄膜腫と思われる腫瘍がみられ、これが前面より脳幹部を圧迫しており歩きづらい症状が出ていることで、治療は困難であることを説明されました。娘さんがサイバーナイフの治療ができないかということで受診を希望され、紹介状を持って家人とともに車いすで来院されました。CT、MR（Fig.1）で治療計画（Fig.3）の後、3日間3分割でサイバーナイフの治療を済ませて遠路帰宅されました。

治療後：その後、紹介された大学病院で経過観察

が定期的に続けられていますが、3年が経過して腫瘍が縮小し、散歩や歩行が以前のように可能になったことが、MR画像（Fig.2）に散歩の写真が同封され郵送されてきたことで連絡をいただきました。それによると、腫瘍の縮小と脳幹部の圧迫が和らいでいることが確認できました。

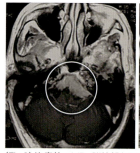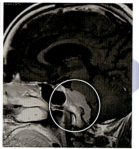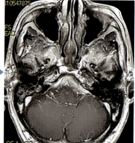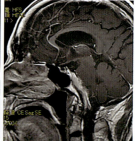

（Fig.1）治療前のMR。脳幹部を圧迫する髄膜腫が斜台部にみられる

（Fig.2）治療から3年後のMR。腫瘍は著明に縮小し脳幹部の圧迫が軽快している

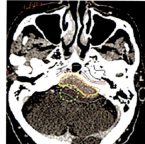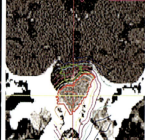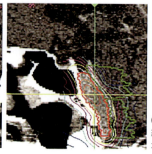

（Fig.3）CT治療計画図。赤い線で囲まれた部分が髄膜腫を示す

39 脈絡膜悪性黒色腫 50代女性

症状：4年前の年末、左眼球の耳側にときどき光がみえるようになり、近くの眼科を受診するとすぐに大学病院へ受診するようにすすめられました。年明けに大学病院を受診したところ、左眼耳側に約10mmの脈絡膜腫瘍があり、眼窩原発の悪性黒色腫か、あるいは眼窩外原発の転移性腫瘍が疑われました。

治療経過：CT、MR、PETCTが行われた結果、眼窩以外に原発巣や転移巣がみられないこと、悪性黒色腫が考えられるとの説明があったことから左眼球摘出手術が予定されました。その後、眼球を摘出しない治療を求めて当院へ来院されました。大学病院と連絡をとりつつPETCT（Fig.1）、CT（Fig.4）、MRの画像で治療計画（Fig.3）の後、3日間3分割でサイバーナイフの治療を実施しました。治療後8ヵ月後の追跡PETCTで、同じ左眼窩

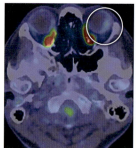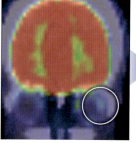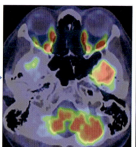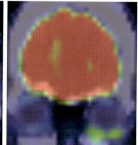

（Fig.1）治療前のPETCT。左眼窩耳側に腫瘍が存在する

（Fig.2）治療から2年半後のPETCT。眼窩内腫瘍は消退し、全身の転移もみられない

部位にさらに腫瘍の残存が疑われたので再度、治療計画後2日間2分割で追加再治療が行われました。

治療後：その後は次第に網膜剥離をきたし、視野が狭くなり、光は認識するものの左眼視力は測定不能になり、眼科で経過観察を続けています。現在、最初の治療から2年半を経過して次第に視野・視力とも回復傾向をみせており、全身への転移もPETCT・CT（Fig.2,5）で確認はされていません。

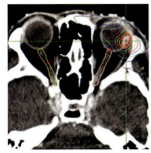
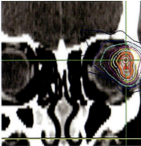
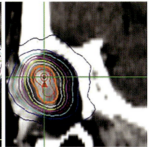

(Fig.3) 最初のCT治療計画図

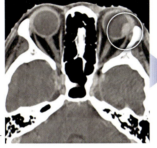

(Fig.4) 治療前のCT

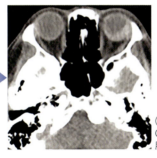

(Fig.5) 治療から2年半後のCT。網膜はく離がみられるが、腫瘍はみられない

40 髄膜腫（錐体斜台海綿静脈洞部） 60代男性

症状：7年前の冬、突然ものが二重にみえるようになったことから近くの病院を受診し、脳神経外科でMR検査を受けたところ、脳腫瘍もしくは髄膜腫があること、腫瘍により外転神経麻痺をきたしているという診断を受けました。しかし、腫瘍は難しい部位にあり、手術治療は困難であるとの説明がなされました。

治療経過：そこで、著明な脳神経外科医の治療を求めて紹介状を持って受診され、手術ではなくサイバーナイフの治療をすすめられたことから、当院へ来院されました。CTとMR（Fig.2）を用いて治療計画（Fig.1）を立てた後、5日間5分割のサイバーナイフの治療を行いました。

治療後：1年に1～2回経過観察で受診されましたが、次第にものが二重にみえる外転神経麻痺は改善し、1年を過ぎたところで消失しました。そ

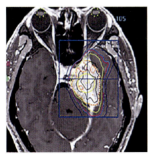
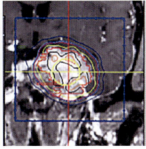
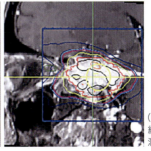

(Fig.1) CT治療計画図。赤い線で囲まれている左海綿静脈洞部髄膜腫

の後も経過観察が同じように続けられていますが、MR（Fig.3）で腫瘍の増大はなく、ゆっくり少しずつ縮小傾向をみせており、症状の変化も特にみられないようです。

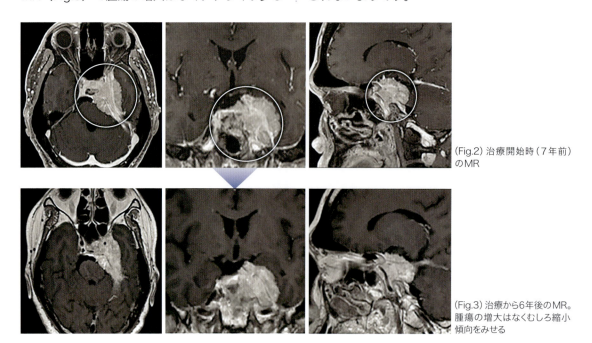

(Fig.2) 治療開始時（7年前）のMR

(Fig.3) 治療から6年後のMR。腫瘍の増大はなくむしろ縮小傾向をみせる

column

三叉神経痛の治療；
Walter Dandyと
Peter Jannettaと福島孝徳先生

　顔面に突然、カミナリが落ちたように激烈な痛みが繰り返し起こる三叉神経痛という病気があります。痛みは食事、会話、洗顔、歯磨きで誘発されて起こり、1977年以前は、ほとんど治すことはできないとされていました。繰り返し襲ってくる顔面痛で自殺してしまうこともあると言われていたこの深刻な病気は、大きなターニングポイントを経て、今では顕微鏡手術で安全、確実に治療できるようになっています。

　三叉神経痛は古くからよく知られた病気で、すでに1756年にはパリの内科医Nicolaus Andreが初めて記載しています。その後、いくつかの治療法が試みられましたが、なかなか満足の得られる治療効果を得るに至りませんでした。

　一つ目の大きなターニングポイントは、1929年にボルチモアのJohns Hopkins大学のWalter Dandyが考案した三叉神経根部分切断術です。手術の腕前が卓越し全米に名声を誇っていた彼は、それまで行われてきた三叉神経の末梢を切断する方法ではなく、開頭手術で脳幹部の三叉神経の根本に到達して、この部をよく観察し、215例の治療例の多くで血管、腫瘍などの圧迫がみられることを1934年に初めて報告したのです。

　その30年後の1967年に2つ目のターニングポイントがピッツバーグのPeter Jannettaによりもたらされます。彼はDandyの指摘した三叉神経の根本の血管による圧迫の事実を肉眼手術ではなく顕微鏡手術で確認し、さらに1976年に三叉神経を切断することなく200例におよぶ神経の圧迫血管を移動して圧迫を解除する手術を実施し、三叉神経痛が治まることを報告したのです。神経血管減圧術（microvascular decompression）の始まりです。

　1982年三井記念病院に在籍していた福島孝徳先生は、この原則を顕微鏡手術でさらに華麗に洗練された小さな開頭で安全に遂行する根治術式に完成させ、卓越した治療成績を報告しました。その後、次第に世界中で顕微鏡を用いて大きく拡大し、脳神経を守りつつ圧迫する血管だけを正確に移動する術式が受け入れられるようになり、三叉神経痛は治せる病気になりました。

　手術や治療は、どこに原因があるのか解明するための洞察力と優れた手術技能、さらに手術用の顕微鏡という道具の3つが揃って初めて開発進捗が可能になることを示していると思います。

◆顕微鏡治療と放射線治療の類似性

　話が少し飛躍するようですが、これらのことを放射線治療に当てはめてみますと、例えば一般に広く多くの治療で実施されている肉眼による開腹、開胸の手術が通常の分割放射線治療に相当し、病気の幹部、局所をとらえて正確にそれを拡大し、その部分だけに集中して治療を実施しようとする手段が、例えばサイバーナイフを用いた定位放射線治療ではないかと想像されます。アドラー教授の開発したサイバーナイフは、まるで局所を拡大する手術用の顕微鏡に相応するように感じている毎日です。どの病気にはその治療法が向いているのか、多くの治療経験を重ねて集約していくことが重要だと感じている毎日です。

　1984年11月、再婚を記念して約1ヵ月東京に滞在し、福島先生の三井記念病院を繰り返し訪れ三叉神経痛の顕微鏡手術を披露されたPeter Jannetta 教授ご夫妻と接した思い出に浸りながら、三叉神経痛の顕微鏡手術とサイバーナイフの定位放射線治療の類似点に思いを広げた次第です。

2 頭頸部

1 悪性リンパ腫（鼻腔）　30代女性

症状：2～3ヵ月前より鼻閉（鼻詰まり）を自覚し、近くの耳鼻咽喉科を受診しました。診察によると左鼻腔内に腫瘍が充満していると指摘されたことから、当院に3月初旬に来院しました。

治療経過：耳鼻咽喉科の診察で鼻腔内に腫瘍が充満している様子が確認された（Fig.1）ことから、腫瘍の一部を採取し生検を実施しました。またCT（Fig.3）により左鼻腔内に軟部陰影がみられたことから、さらにPETCT（Fig.4）で検査したところ悪性腫瘍とわかり、特に悪性リンパ腫が考えられました。生検の結果、悪性リンパ腫（NK/ T-cell）であることが確定され、サイバーナイフによる定位放射線治療とその後の化学療法を予定しました。サイバーナイフの治療は、画像による治療計画の後、通院4日間4分割で行いました。

治療後：サイバーナイフの治療後、1ヵ月後のCTでは、腫瘍は消退していることが確認されました。引き続き化学療法のため通院され、4回の治療を実施しました。その後、翌年1月に治療後のPETCT（Fig.5）や診察（Fig.2）をした結果、腫瘍は消退したことが確認されました。治療から3年後の現在まで定期的な外来経過観察をしており、再発はなく、元気な日常生活を過ごしておられます。

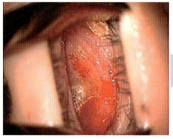

(Fig.1) 治療前の診察所見。鼻腔内に充満する鼻詰まりの原因の腫瘍がみえる

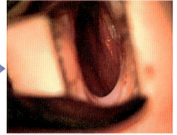

(Fig.2) 治療後の診察所見。鼻腔内の腫瘍は消退した

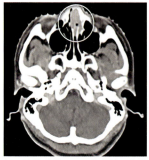

(Fig.3) 治療前のCT。左鼻腔に充満する腫瘍がみられる

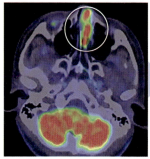

(Fig.4) 治療前のPETCT。左鼻腔に悪性腫瘍がみられる

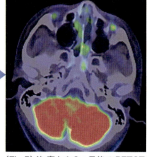

(Fig.5) 治療から9ヵ月後のPETCT。左鼻腔に腫瘍はみられない

2 形質細胞腫（鼻腔上顎洞） 60代男性

症状：3週間程前から鼻閉（鼻詰まり）を感じ、近くの耳鼻咽喉科で診察を受けましたが、診察の綿棒で触れても容易に出血をきたすほどでした。紹介されて当院へ来院し、鼻腔、上顎洞を充満する出血しやすい腫瘍を確認しました（Fig.1）。

治療経過：診断を確定するための生検により腫瘍の一部を採取し、MR（Fig.3）、PETCT（Fig.4）の画像検査を実施しました。PETCTにより鼻腔、上顎洞以外の全身にはその他の病変は確認されませんでした。生検の結果は形質細胞腫（孤発性）

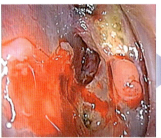

(Fig.1) 治療前の診察所見。鼻腔、上顎洞を充満する出血しやすい腫瘍がみえる

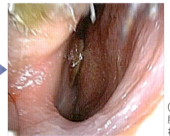

(Fig.2) 治療後の診察所見。腫瘍は消退していることがわかる

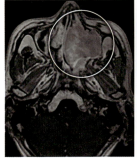 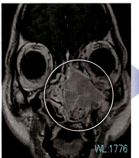

(Fig.3) 治療前のMR。鼻腔、上顎洞を充満する腫瘍がみえる

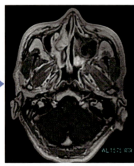 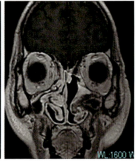

(Fig.5) 治療から6ヵ月後のMR。腫瘍はほぼ消退している

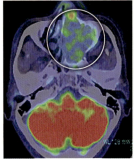 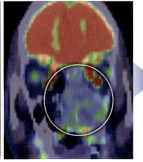

(Fig.4) 治療前のPETCT。鼻腔、上顎洞を充満する腫瘍がみえる

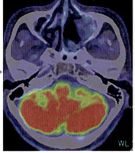 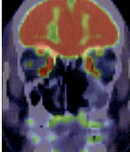

(Fig.6) 治療から6ヵ月後のPETCT。腫瘍はほぼ消退している

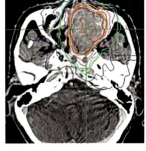 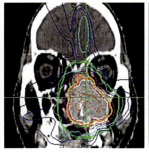 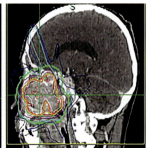

(Fig.7) CT治療計画図。赤い線で囲まれる部分が腫瘍を示す

で、予定されていた化学療法に先行してサイバーナイフの定位放射線治療が選択されました。サイバーナイフの治療は、通院7日間7分割で実施しました（Fig.7）。

治療後：次第に鼻閉が改善し、6ヵ月後の診察（Fig.2）、MR（Fig.5）、PETCT（Fig.6）のいずれも腫瘍の縮小消退を確認しています。今後、耳鼻科医、血液内科医とともに慎重な経過観察を予定しています。

3 中咽頭がん 頸部リンパ節転移　50代女性

症状：2年前の秋、しばらく前から喉の痛みを自覚して近くの耳鼻咽喉科を受診しました。喉全体が腫れていることを指摘され、大学病院への受診をすすめられました。紹介状を持って大学病院を受診し、診察といくつかの検査を済ませ、頸部リンパ節転移を伴う中咽頭がんの診断が確定しました。手術による治療と化学放射線療法の2つのうちどちらを選択するか提示されました。手術治療を受けることを決めましたが、手術予定日が2週間後に迫ってきて本人と家人が代わる治療法がないかどうか、紹介状を持って当院へ来院されました。

治療経過：こちらで耳鼻咽喉科の診察（Fig.1）、PETCT（Fig.2）などで評価し、話し合いの後、手術に代えてサイバーナイフの治療を行い、その後、化学療法を行う方針となりました。治療計画を済ませて、サイバーナイフの治療は通院で中咽頭がんを7日間7分割（Fig.4）、続けて頸部リンパ節転移も7日間7分割（Fig.5）で実施しました。

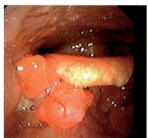
(Fig.1) 治療前の診察所見。中咽頭がんがみられる

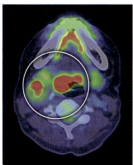
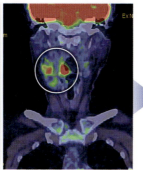
(Fig.2) 治療前のPETCT。中咽頭がんと頸部リンパ節転移がみられる

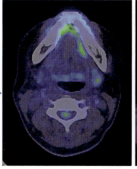
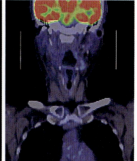
(Fig.3) 治療後のPETCT。中咽頭がんと頸部リンパ節転移は消失傾向を示している

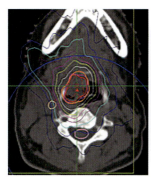
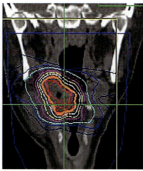
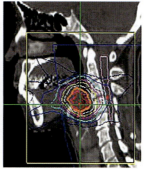
(Fig.4) CT治療計画図。赤い線で囲まれている部位が中咽頭がん

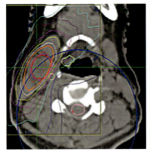
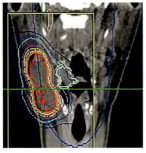
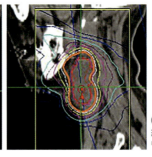

(Fig.5) CT治療計画図。赤い線で囲まれている部位が頸部リンパ節転移

治療後：その後、化学療法が化学療法内科医のもと実施されました。サイバーナイフ治療から5ヵ月後のPETCT（Fig.3）で、中咽頭がんと頸部リンパ節転移は消失傾向を示していることが確認されました。その後も定期的に、耳鼻科医の診察で追跡しています。

4 下咽頭がん 頸部リンパ節転移　70代男性

症状：12年前頃に胃がんの手術をがん専門病院で受けたことがありました。2年前の5月頃より声が嗄れることを自覚しました。総合病院耳鼻科を受診し、診察とMR画像で頸部の腫瘍が疑われ、が

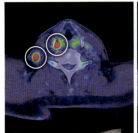
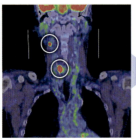

(Fig.1) 治療前のPETCT。下咽頭がんと頸部リンパ節転移がみられる

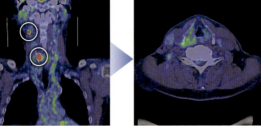
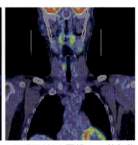

(Fig.2) 治療から6ヵ月後のPETCT。下咽頭がんと頸部リンパ節転移はほぼ消退した

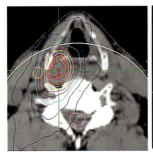
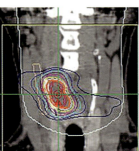
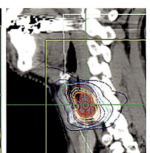

(Fig.3) CT治療計画図。赤い線で囲まれる部分が下咽頭がんを示す

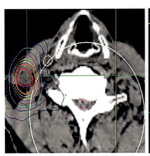
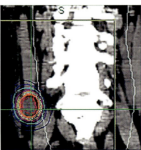
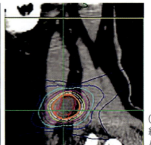

(Fig.4) CT治療計画図。赤い線で囲まれる部位が頸部リンパ節転移を示す

ん専門病院を紹介されました。がん専門病院では診察と諸検査で下咽頭がん、頸部リンパ節転移と診断され、約3ヵ月の入院で33回の放射線治療と化学療法を並行して行うことをすすめられました。以前に胃がんの治療を受けたがん専門病院にもセカンドオピニオンで受診したところ、同様の治療方針を示されました。診断が確定して約3ヵ月後の9月、治療法の選択に迷い家人とともにサイバーナイフの治療について当院を初診されました。

治療経過：耳鼻科医の診察やPETCT（Fig.1）の後、すでにがん専門病院で示されている標準的な治療とサイバーナイフの定位放射線治療について長所および短所の説明を行いました。本人と家人は、局所のサイバーナイフ治療を行うことを選択したので、治療計画の後に通院により下咽頭がんを5日間5分割（Fig.3）、リンパ節転移を3日間3分割（Fig.4）で治療を実施しました。

治療後：化学療法は引き続き週1回の頻度で、約3ヵ月間は外来通院で同年末まで行われました。その後、現在まで定期的に外来で経過観察をしていますが、6ヵ月後のPETCT（Fig.2）では消退がみられたものの、1年6ヵ月後のPETCT（Fig.5）で頸部リンパ節転移がみつかり、この病変も5日間5分割のサイバーナイフ定位放射線治療（Fig.6）を実施しました。現在までの全経過中、会社勤務を休むことなく、通常通りの業務を続けています。

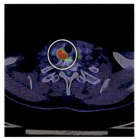
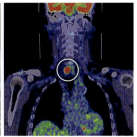

(Fig.5) 治療前（最初の治療から1年6ヵ月後）のPETCT。頸部リンパ節の再発がみられる

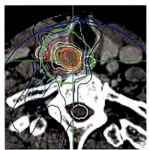
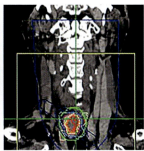
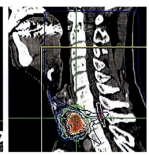

(Fig.6) CT治療計画図。赤い線で囲まれる部位が再発した頸部リンパ節転移を示す

5　甲状腺乳頭がん、鎖骨窩、頸部リンパ節転移　70代女性

症状：21年前に甲状腺乳頭がんの診断で甲状腺右葉切除、頸部郭清の手術を受けました。10年前には再度、右の残りの右甲状腺切除と頸部郭清が行われましたが、このとき、肺転移が指摘されました。6年前、もう一度右頸部リンパ節転移について手術が行われ、その後、甲状腺専門病院でアイソトープの治療が3回行われましたが奏功しませんでした。2年前、サイバーナイフの治療を紹介

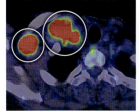
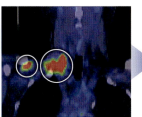

(Fig.1) 治療前のPETCT。鎖骨窩リンパ節転移がみられる

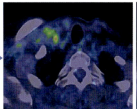
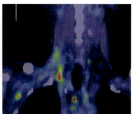

(Fig.2) 治療から2年3ヵ月後のPETCT。鎖骨窩リンパ節転移は縮小消退を示した

されて当院へ来院されました。

治療経過：PETCT（Fig.1,4）で鎖骨窩リンパ節転移、頸部リンパ節転移など多発転移がみられました。CT治療計画（Fig.3,6）を作成し、治療は頸部リンパ節転移について5日間5分割、鎖骨窩リンパ節転移については3日間3分割で実施しました。

治療後：治療から2年3ヵ月後のPETCT（Fig.2,5）では、それぞれのリンパ節転移は縮小退縮傾向を示しています。

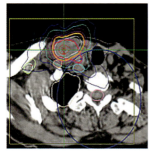
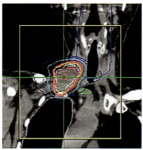
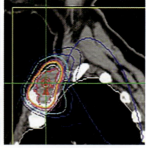

（Fig.3）CT治療計画図。赤い線で囲まれる部分がリンパ節転移を示す

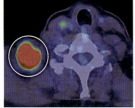
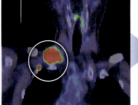
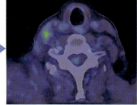
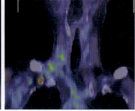

（Fig.4）治療前のPETCT。頸部リンパ節転移がみられる

（Fig.5）治療から2年3ヵ月後のPETCT。頸部リンパ節転移は縮小退縮を示した

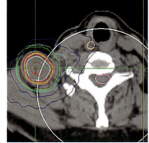
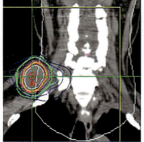
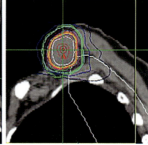

（Fig.6）CT治療計画図。赤い線で囲まれる部分がリンパ節転移を示す

6 下咽頭がん（かいんとう）　70代男性

症状：1〜2ヵ月前より、食べ物を飲み込むときに必ず起こる喉の痛みを自覚して、近くのがん専門病院を受診しました。頭頸部外科での検査後、診断は下咽頭がん（扁平上皮がん）であり、遠隔転移はないが頸部リンパ節転移があり、甲状軟骨浸潤があり、治療法として①下咽頭と喉頭を全摘出し再建する根治手術、②抗がん剤と放射線治療の併用、の以上2つが提示されました。心筋梗塞の既往があり、家人と相談してサイバーナイフの治療についての相談のため、遠路、当院へ来院されました。

治療経過：耳鼻科の局所の診察（Fig.1）のあと治療法について充分に検討し、当院でサイバーナイフの治療を行うことにしました。PETCT（Fig.3）で原発がん、リンパ節転移（Fig.5）を確認し、治療計画（Fig.7,8）の後、治療は原発の下咽頭がんを8日間8分割で、頸部リンパ節転移を3日間3分割で実施しました。

治療後：5ヵ月後のPETCT（Fig.4,6）で原発がん、リンパ節転移は退縮傾向を示していることが確認されました。1年後の診察（Fig.2）でも、良好な経過を確認しています。

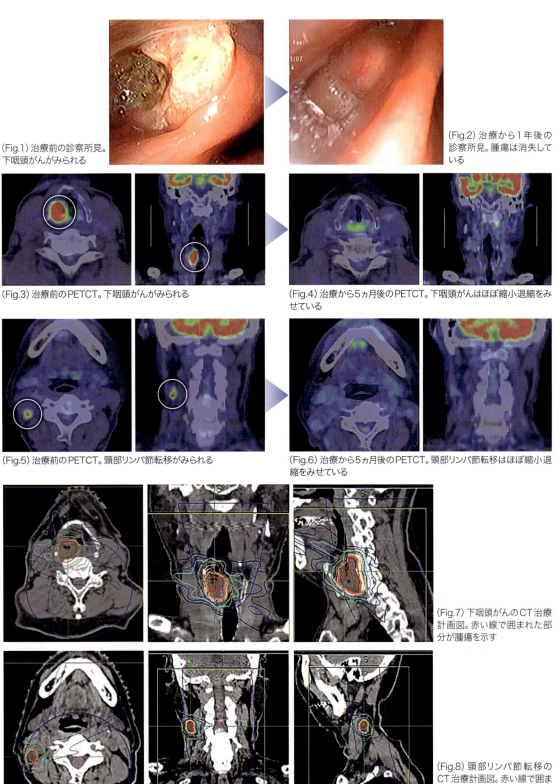

(Fig.1) 治療前の診察所見。下咽頭がんがみられる

(Fig.2) 治療から1年後の診察所見。腫瘍は消失している

(Fig.3) 治療前のPETCT。下咽頭がんがみられる

(Fig.4) 治療から5ヵ月後のPETCT。下咽頭がんはほぼ縮小退縮をみせている

(Fig.5) 治療前のPETCT。頸部リンパ節転移がみられる

(Fig.6) 治療から5ヵ月後のPETCT。頸部リンパ節転移はほぼ縮小退縮をみせている

(Fig.7) 下咽頭がんのCT治療計画図。赤い線で囲まれた部分が腫瘍を示す

(Fig.8) 頸部リンパ節転移のCT治療計画図。赤い線で囲まれた部分がリンパ節転移を示す

7 喉頭がん（声門上がん） 70代男性

症状：2週間前頃から、喉の違和感を強く感じていました。病院は受診せず市販の薬を内服して様子をみていました。次第に声はかすれて、食事の飲み込みもうまくできなくなってきたことに加え、2〜3日前より呼吸が苦しくなってきたので、緊急で耳鼻科外来に来院しました。ゼーゼーと激しい上気道の狭窄音を発して呼吸苦を訴えたので、至急、喉頭ファイバーで診察すると、喉頭の右側で声帯に固定された大きな腫瘍がみられました（Fig.1）。その後、入院し緊急で気管切開が行われ安定した呼吸が確保されました。腫瘍は上下5cmに及び、気管は完全に圧排閉塞をきたしていました。採取した組織の病理検査は後日、扁平上皮がんと判明しました。

治療経過：その後の治療は、手術による喉頭全摘出の予定でしたが、本人の希望もあってよく話し合いをし、結局、サイバーナイフ治療を選択することになりました。PETCT（Fig.3）などの画像検査を済ませ、治療は10日間10分割で実施しました（Fig.5）。

治療後：腫瘍は順調に縮小し、3ヵ月後には消失退縮傾向が確認されました（Fig.2）。5ヵ月後のPETCT（Fig.4）で腫瘍がみられないことや、リンパ節転移がないことが確認されました。その後、2ヵ月ごとに経過観察中ですが、本人は普通の呼吸、発声、嚥下機能を取り戻し、治療前と変わりない生活に戻っています。

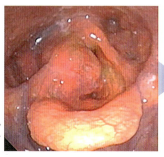

(Fig.1) 治療前の診察所見。喉頭右側で声帯に固定された大きな腫瘍がみられる

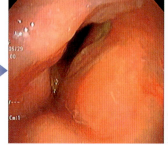

(Fig.2) 治療から3ヵ月後の診察所見。腫瘍はほぼ消失退縮した

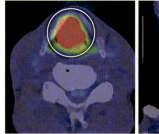
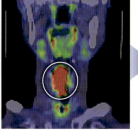

(Fig.3) 治療前のPETCT。声門部に大きな腫瘍がみられる

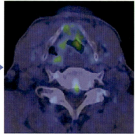
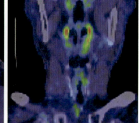

(Fig.4) 治療から5ヵ月後のPETCT。声門部の腫瘍はほぼ縮小退縮した

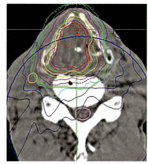
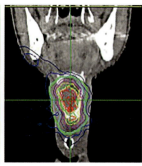
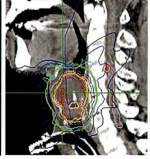

(Fig.5) CT治療計画図。赤い線で囲まれる部位は声門上がんを示す

8 舌がんの下顎リンパ節転移

60代女性

症状：これまで話しにくいとか、食べにくいということはありましたが、しばらくの間は痛みもなく、口内炎かと思っていました。念のため、以前に婦人科にかかったことのある総合病院の口腔外科を受診しました。診察の結果、舌がんで顎のリンパ節に転移しているので、治療としては右半分の舌を切除して、広く頸部リンパ節を郭清除去することを提案されました。

治療経過：この提案をどうしても受け入れられず、当院を受診されました。耳鼻科の診察（Fig.1）で舌右側に腫瘍を認め、顎（オトガイ）のリンパ節に転移を触れました。充分に治療について話し合いをした結果、手術に代えてサイバーナイフの治療を実施することになりました。PETCT（Fig.3）

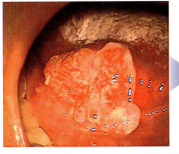

(Fig.1) 治療前の診察所見。舌の右側に腫瘍がみえる

(Fig.2) 治療から2年後の診察所見。舌がんは縮小消退をみせている

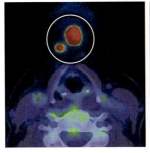
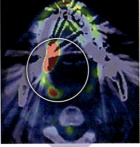
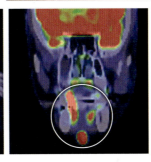

(Fig.3) 治療前のPETCT。舌がんとリンパ節転移がみえる

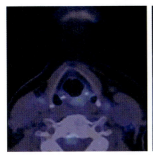
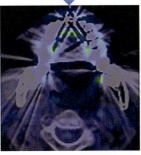
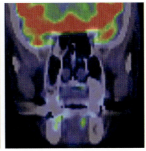

(Fig.4) 治療から2年後のPETCT。舌がんとリンパ節転移はほぼ縮小退縮した

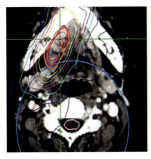
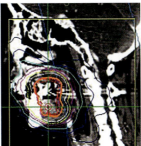
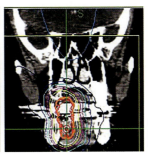

(Fig.5) 舌がんのCT治療計画図。赤い線で囲まれる部分が舌がんを示す

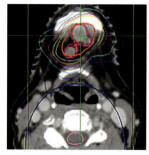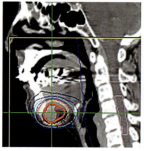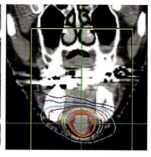

(Fig.6) リンパ節転移のCT治療計画図。赤い線で囲まれる部分がリンパ節転移を示す

を撮り、舌がん（Fig.5）とリンパ節転移（Fig.6）それぞれについてCT治療計画を作成し、舌がんを8日間8分割、リンパ節転移を3日間3分割でそれぞれの治療を実施しました。

治療後：その後、経過観察を続けたところ、2年後のPETCT（Fig.4）で腫瘍リンパ節転移は、ほぼ縮小退縮を確認しました。舌がんについても縮小退縮を示していました（Fig.2）。

9 多発性骨髄腫（頸椎）　70代男性

症状：1ヵ月前から後頸部痛を自覚していたので近くの整形外科を受診したところ、変形性頸椎症と診断されました。数日前よりこの後頸部痛が悪化し、首を回すと痛くて動かせなくなりましたが、手足のしびれはありませんでした。そこで当院の整形外科を受診し経過を診ていましたが、1〜2ヵ月の経過で疼痛がさらに悪化し、MR検査で頸椎に腫瘍の存在が疑われ、入院にて腫瘍の一部摘出を含む頸椎の手術が行われました。術後、手術時の組織検査より多発性骨髄腫の診断が確定したので、血液内科に転科し化学療法がほどなく開始されることになりました。外来通院で3ヵ月半、化学療法が続けられましたが、再び疼痛が悪化し、腫瘍の増大がみられるため定位放射線治療の依頼があり、当科外来へ来院されました。

治療経過：PETCTで腫瘍が頸椎から副咽頭間隙へ進展しているのを確認し（Fig.1）、急いで治療計画作成を済ませた後、サイバーナイフの少数回分

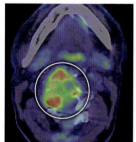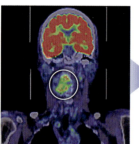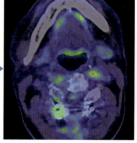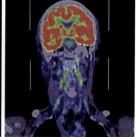

(Fig.1) 治療前のPETCT。腫瘍が頸椎から副咽頭間隙へ進展している

(Fig.2) 治療から4ヵ月後のPETCT。腫瘍は縮小退縮している

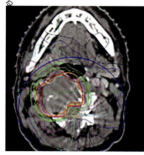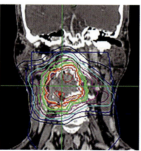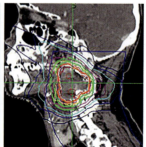

(Fig.3) CT治療計画図。赤い線で囲まれた部分が腫瘍を示す

割定位放射線治療を開始しました（Fig.3）。
治療後：その後、次第に疼痛は和らいで4ヵ月後のPETCT（Fig.2）では、治療部位の頸椎腫瘍は縮小退縮していることが確認されました。現在も引き続き血液内科で、定期的な化学療法が続けられています。

10 喉頭がん（声門上がん）　60代女性

症状：7年前より頸部腫瘤を自覚していました。4年前の秋、大学病院を受診したところ中咽頭がんと診断され、経口的中咽頭がん切除と右頸部郭清手術が行われました。その後、経過観察をしてい

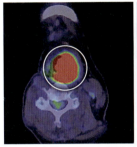
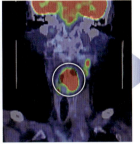
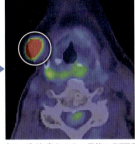
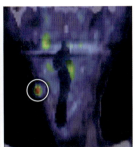

(Fig.1) 治療前のPETCT。喉頭に大きな腫瘍と頸部リンパ節転移を認める

(Fig.2) 治療から6ヵ月後のPETCT。喉頭がんと左頸部リンパ節転移は消失したが、右に新しいリンパ節転移が出現している

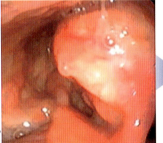
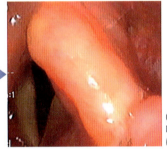

(Fig.3) 治療前の診察所見。喉頭に大きな腫瘍を認める

(Fig.4) 治療後の診察所見。喉頭がん（声門上がん）はほぼ消退退縮している

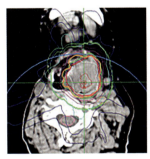
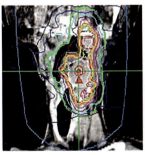
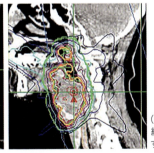

(Fig.5) MR治療計画図。赤い線で囲まれた部分が腫瘍を示す

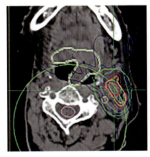
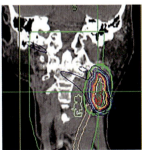
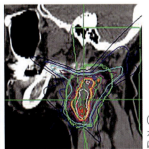

(Fig.6) 最初の治療から1年6ヵ月後のMR。左大脳運動領に転移性腫瘍がみられる

ましたが1年前の2月、喉頭がんの再発を指摘されました。手術をすすめられましたが希望せずにいたところ、6月には嗄声がすすみ発声ができなくなりました。

治療経過：11月に当院に治療の相談のため来院されました。耳鼻科診察（Fig.3）、PETCT（Fig.1）、CTの治療計画（Fig.5 6）を済ませ、気管狭窄の症状はありませんでしたが、予防的に気管切開を行い、喉頭がんを10日間10分割で、頸部リンパ節を3日間3分割でそれぞれサイバーナイフの治療を実施しました。

治療後：速やかに腫瘍は縮小消退傾向をみせ始めました。6ヵ月後のエコーで頸部リンパ節を指摘され、PETCT（Fig.2）をみると、すでに治療を終えた腫瘍は縮小退縮をみせてはいるものの、右頸部リンパ節に新しい転移（Fig.7）を認めました。これもすぐにCT治療計画（Fig.9）を済ませて、5日間5分割で治療を実施しました。2ヵ月後にはこの病変もCT（Fig.8）で縮小退縮を確認しました。喉頭がんは消退退縮を示しています。

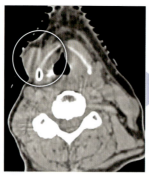
(Fig.7) 最初の治療から6ヵ月後に新たに出現した右頸部リンパ節転移

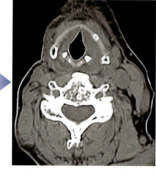
(Fig.8) 治療から2ヵ月後に縮小退縮を示した

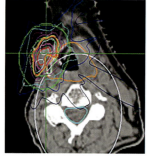

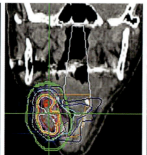

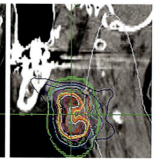
(Fig.9) CT治療計画図。赤い線で囲まれた部分が新たに出現した右頸部リンパ節転移を示す

11 腺様嚢胞がん（口蓋） 50代女性

症状：2年前の年末、歯科治療のため近医歯科医院を受診し、右上口蓋に瘻孔があることが指摘されました。その後、いくつかの抜歯を行いましたが瘻孔は改善しないので、大学病院の歯科口腔外科を受診するようにすすめられました。大学病院で腫瘍の細胞組織診断が行われ、腺様嚢胞がんと診断が確定しました。手術治療が検討されましたが、腫瘍は極めて大きく、放射線治療を先行させて、腫瘍が縮小してから手術を考えるという結論に至り、紹介状を持って来院されました。

治療経過：上口蓋に大きな瘻孔はみられました。治療用CT（Fig.1）を撮り、紹介大学病院よりのPETCT（Fig.3）を参照し、治療計画を立てた後（Fig.5）、治療は7日間7分割で実施しました。

治療後：5ヵ月後のCT、PETCT（Fig.4）で腫瘍が縮小退縮していることを確認しました。今後も引き続き大学病院と連絡を取りながら、継続観察が必要と考えています（Fig.2）。

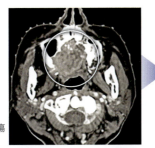
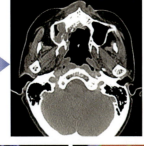

(Fig.1) 治療前のCT。口蓋を腫瘍が占めている

(Fig.2) 治療から10ヵ月後のCT。治療前の腫瘍は縮小退縮を示した

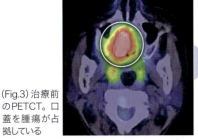
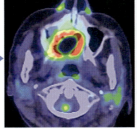
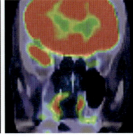

(Fig.3) 治療前のPETCT。口蓋を腫瘍が占拠している

(Fig.4) 治療から5ヵ月後のPETCT。口蓋の腫瘍は縮小退縮を示す

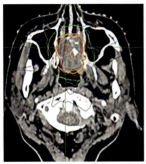
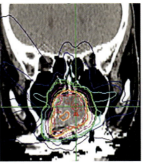
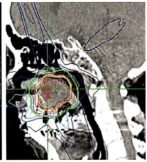

(Fig.5) CT治療計画図。赤い線で囲まれている部分が腫瘍を示す

12 若年性鼻咽腔血管線維腫　30代男性

症状：15歳頃より鼻づまりと鼻血を繰り返し、さらに左頬部の腫れが加わり、23歳のときに大学病院より来院されました。

治療経過：特に鼻出血は深刻で、何度も繰り返し起こり、それまでに10回以上は入院して血管塞栓治療が行われましたが、奏功しませんでした。大学病院では腫瘍の体積がとても大きく、頭蓋底まで広範囲におよび手術治療は困難であると結論し、サイバーナイフの治療について紹介されました。CT、MR（Fig.1）にて治療計画を済ませて治療を実施しました。治療は腫瘍が大きいので2つの部分に分けて、鼻腔側の2分の1部分を5日間5分割で、その後、頭蓋底側の2分の1部分を5日間5分割で実施しました（Fig.3,4）。

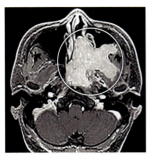
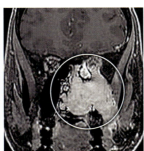
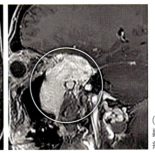

(Fig.1) 治療前のMR。鼻腔、副鼻腔、頭蓋底に拡がった腫瘍がみられる

治療後：その後、現在まで定期的に経過観察を繰り返し8ヵ年が経過しましたが、元気に働いています。MR（Fig.2）でも腫瘍が縮小消退しているのが確認できました。

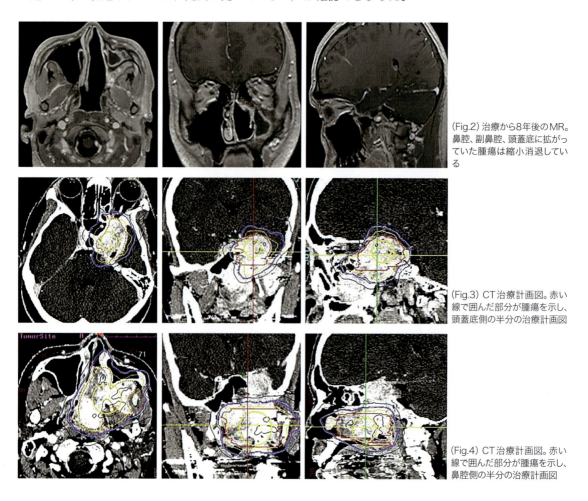

(Fig.2) 治療から8年後のMR。鼻腔、副鼻腔、頭蓋底に拡がっていた腫瘍は縮小消退している

(Fig.3) CT治療計画図。赤い線で囲んだ部分が腫瘍を示し、頭蓋底側の半分の治療計画図

(Fig.4) CT治療計画図。赤い線で囲んだ部分が腫瘍を示し、鼻腔側の半分の治療計画図

13 喉頭がん（声門がん）　70代男性

症状：数年前に喉頭がんの診断をされ、大学病院耳鼻咽喉科で化学放射線治療（70Gy）を約2ヵ月間かけて受けました。しかし翌年に再発の診断を受けて、今度は別の大学病院で手術治療が行われました。ところがその5ヵ月後に残存再発腫瘍により再度手術をすすめられましたが、これを希望されず、相談のため当院に来院されました。

治療経過：耳鼻科診察（Fig.2）、前医でのPETCT（Fig.1）を参考にしてCT治療計画（Fig.4）を済ませて、サイバーナイフ治療を5日間5分割で実施しました。

治療後：2ヵ月後に確認したところ腫瘍は縮小傾向を示していました（Fig.3）。現在は耳鼻科医と追跡を続けています。

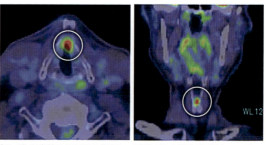

(Fig.1) 治療前のPETCT。限局して腫瘍を示す部位が示されている

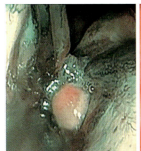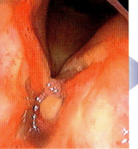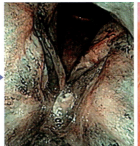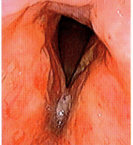

(Fig.2) 治療前の診察所見。声門腫瘍がみられる

(Fig.3) 治療から2ヵ月後の診察所見。声門腫瘍は縮小傾向を示した

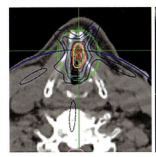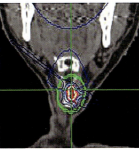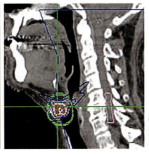

(Fig.4) CT治療計画図。赤い線で囲まれている部位が腫瘍を示す

14 下顎歯肉がん　　60代男性

症状：数ヵ月前より左下顎部の激しい疼痛が続いたため近くの総合病院を受診したところ、大学病院での治療をすすめられ紹介されました。大学病院での診断は下顎歯肉がんで、手術に代わる治療法の提案もあり、紹介されて当院へ来院されました。

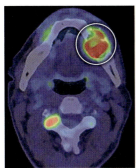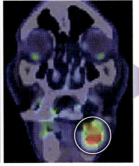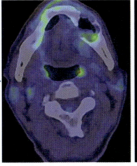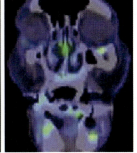

(Fig.1) 治療前のPETCT。左下顎に腫瘍がみられる

(Fig.2) 治療から1年10ヵ月後のPETCT。腫瘍は縮小消退を示す

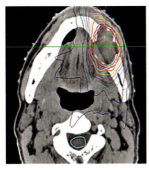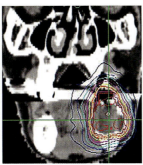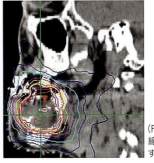

(Fig.3) CT治療計画図。赤い線で囲まれた部分が腫瘍を示す

治療経過：PETCT（Fig.1）、CT治療計画（Fig.3）を済ませた後、7日間7分割でサイバーナイフの治療を実施しました。

治療後：治療後は紹介された大学病院で定期的に経過観察をしています。治療から1年10ヵ月後のPETCT（Fig.2）では、腫瘍は縮小消退傾向を示していました。

15 食道がん（頸胸部） 80代女性

症状：飲み込むことが難しく、ときにこみ上げてくることを訴えて近くの総合病院の耳鼻咽喉科および消化器内科を受診したところ、頸部食道がんの診断を受けました。治療を検討しましたが高齢であること、積極的な治療を望まないこと、しかしながら無治療では唾液も飲み込めなくなる日もそう遠くないことなどを考慮した結果、単独放射線治療が考えられました。そこで内科医に紹介されて当院へ来院されました。

治療経過：頭頸科とよく検討しサイバーナイフの治療を実施することになり、CT（Fig.1）、PETCT（Fig.3）、CT治療計画（Fig.5）を済ませて、通院にて15日間15分割による治療を実施しました。

治療後：治療中および治療後も特に変化はなく、次第に嚥下障害は明らかな改善傾向をみせました。治療後のCT（Fig.2）、PETCT（Fig.4）でも腫瘍の縮小をみせています。

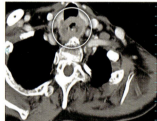
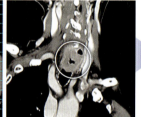
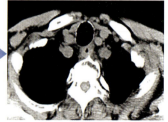

（Fig.1）治療前のCT。大きく膨らんだ頸部食道がんがみえる

（Fig.2）治療から4ヵ月後のCT。腫瘍は著しい縮小傾向を示した

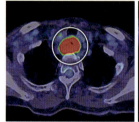
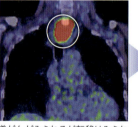
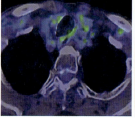

（Fig.3）治療前のPETCT。頸部食道がんがみられるが転移はみられなかった

（Fig.4）治療から5ヵ月後のPETCT。腫瘍はほぼ縮小消退している

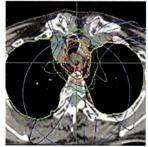
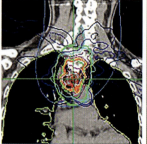
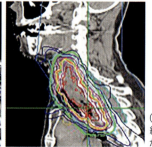

（Fig.5）CT治療計画図。赤い線で囲まれた部分が頸部食道がんを示す

16 甲状腺乳頭がんの口蓋転移

70代女性

症状：6年前に左の頸部腫瘤を自覚したため近医を受診し、甲状腺乳頭がんの診断を受けたことから大学病院へと紹介されました。大学病院で甲状腺切除や頸部郭清の手術が行われましたが、翌年に再発し、頸部郭清手術が追加されました。しかし、さらに再発したことから放射線治療が追加されました。その後、頸部ではなく硬口蓋（口の中）が腫れてきたのでこの部の再発・転移についても放射線治療が行われました。しかし翌年には再度、硬口蓋が膨隆してきたため、紹介されて当院へ来院されました。

治療経過：口腔内の出血が繰り返し起こっていたため、耳鼻科の診察後、PETCT（Fig.2）、MR（Fig.1）を確認し、治療計画（Fig.4）を済ませ、サイバーナイフの治療を8日間8分割で実施しました。

治療後：口内炎がみられましたが回復し、口腔出血も治まってきました。治療から3ヵ月半後のPETCT（Fig.3）では、腫瘍は縮小傾向を示していました。

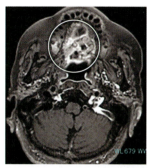
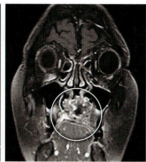
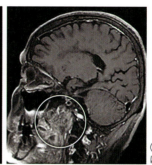

（Fig.1）治療前のMR。硬口蓋に充満する腫瘍がみえる

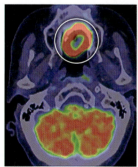
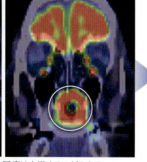
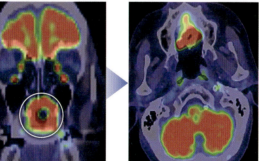
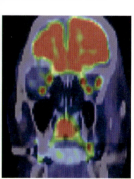

（Fig.2）治療前のPETCT。硬口蓋に腫瘍は充満するのがみえる　　（Fig.3）治療から3ヵ月半後のPETCT。腫瘍はやや縮小傾向を示した

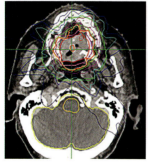
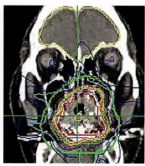
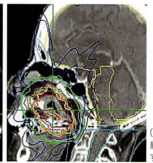

（Fig.4）CT治療計画図。赤い線で囲まれた部分が腫瘍を示す

17 上顎歯肉がんの中咽頭転移とルビエールリンパ節転移　70代女性

症状：上顎歯肉がんの診断を受けて、自宅近くの総合病院歯科口腔外科で10ヵ月前に手術切除を行いましたが、その6ヵ月後に中咽頭の右側に膨隆する腫瘍がみられるため再手術をすすめられました。本人と家人が再手術に代えてサイバーナイフの治療を希望したため、紹介されて当院へ来院されました。

治療経過：PETCT（Fig.1,4）で上咽頭のルビエールリンパ節転移と中咽頭部に2つの病変を確認し、CT治療計画（Fig.3,6）を作成しました。治

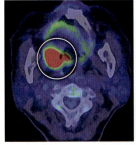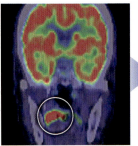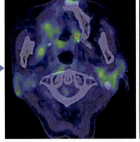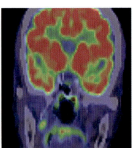

(Fig.1) 治療前のPETCT。中咽頭に腫瘍がみられる

(Fig.2) 治療から1年後のPETCT。腫瘍はほぼ縮小消退を示した

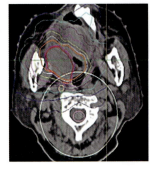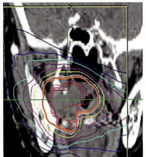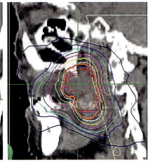

(Fig.3) CT治療計画図。赤い線で囲まれる部分が腫瘍を示す

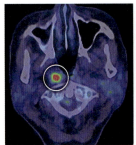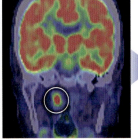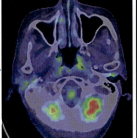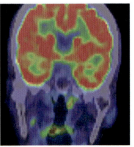

(Fig.4) 治療前のPETCT。上咽頭にリンパ節転移がみられる

(Fig.5) 治療から1年後のPETCT。上咽頭のリンパ節転移は消退を示した

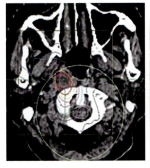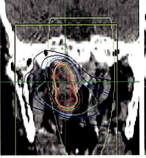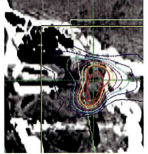

(Fig.6) CT治療計画図。赤い線で囲まれる部分がリンパ節転移を示す

療は中咽頭の腫瘍を7日間7分割で、上咽頭のルビエールリンパ節は3日間3分割にて実施しました。

治療後：治療から1年後の診察では、PETCT（Fig.2,5）で腫瘍とリンパ節転移はほぼ縮小消退したことが確認されました。

18 甲状腺髄様がん ルビエールリンパ節転移　70代女性

症状：8年前に甲状腺髄様がんの診断で、総合病院で左甲状腺切除手術、その翌年、再発のため右甲状腺腺切除手術、さらに翌年、再発で気管周囲の広範囲リンパ節郭清手術を受けました。4年前に再発し、甲状腺専門病院で広範囲の郭清手術を受けました。3年前、PETCTでルビエールリンパ節転移がみつかり、当院へ紹介されて来院されました。

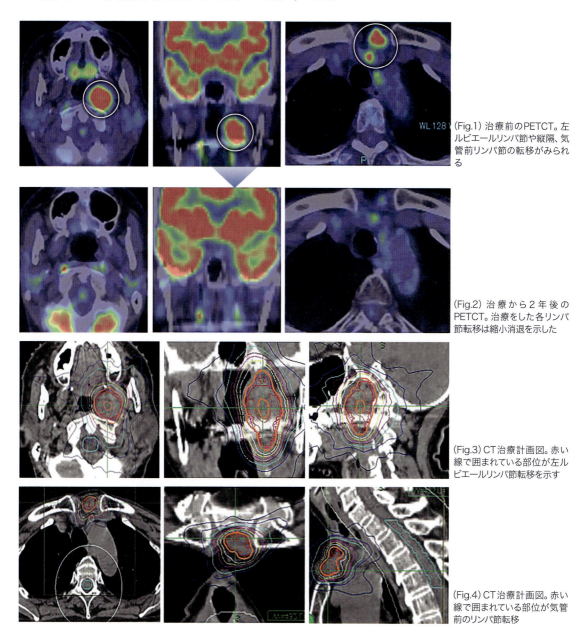

(Fig.1) 治療前のPETCT。左ルビエールリンパ節や縦隔、気管前リンパ節の転移がみられる

(Fig.2) 治療から2年後のPETCT。治療をした各リンパ節転移は縮小消退を示した

(Fig.3) CT治療計画図。赤い線で囲まれている部位が左ルビエールリンパ節転移を示す

(Fig.4) CT治療計画図。赤い線で囲まれている部位が気管前のリンパ節転移

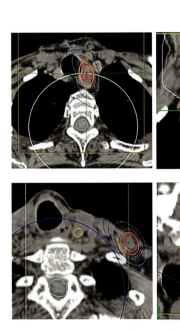
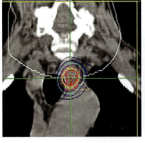
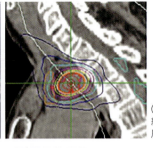

(Fig.5) CT治療計画図。赤い線で囲まれている部位が気管周囲のリンパ節転移

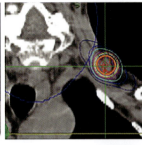
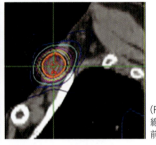

(Fig.6) CT治療計画図。赤い線で囲まれている部位が気管前のリンパ節転移

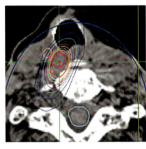
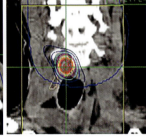
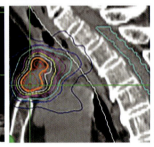

(Fig.7) CT治療計画図。赤い線で囲まれている部位が気管傍リンパ節転移

治療経過：PETCT（Fig.1）では、ルビエールリンパ節転移をはじめ頸部、縦隔、気管前、鎖骨窩など広範囲にリンパ節転移がみられました。CT治療計画を済ませて（Fig.3,4,5,6,7）、これら8つのリンパ節転移の一つひとつについてサイバーナイフの治療を実施しました。さらに翌年、PETCTでみられる5つのリンパ節転移に対してサイバーナイフ治療を追加しました。

治療後：その後は、現在まで再発はなく、耳鼻科外来で経過をみています（Fig.2）。

19 口腔底がん　　70代男性

症状：2年前の夏に口の底に違和感と疼痛を覚えました。その後2ヵ月の経過でこれらの症状が増悪傾向を示したので、近くの歯科医院を受診し総合病院の歯科口腔外科を紹介されました。総合病院の細胞診で悪性腫瘍細胞が認められ、大学病院での治療をすすめられました。大学病院の腫瘍組織の生検で扁平上皮がんと診断され、摘出手術が予定されました。手術前の説明と話し合いで、侵襲の大きい手術治療によりQOLを大きく低下させることを避けたいので、放射線治療ができないかとの希望が示され、紹介されて来院されました。

治療経過：PETCT（Fig.1）、CT治療計画（Fig.3,4）を済ませ、口腔底がんは7日間7分割で、頸部リンパ節転移は1日間1回で治療を実施しました。

治療後：大学とともに経過観察を行いましたが、腫瘍は消退傾向を示し、治療から1年6ヵ月後のPETCT（Fig.2）で口腔底がんとリンパ節転移はともに、ほぼ縮小消退が確認されました。

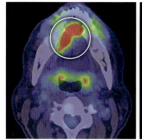
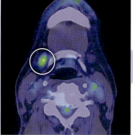
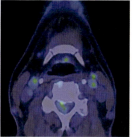

(Fig.1) 治療前のPETCT。口腔底がんと頸部リンパ節転移がみられる

(Fig.2) 治療から1年6ヵ月後のPETCT。口腔底がんとリンパ節転移はほぼ縮小消退を示した

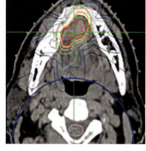
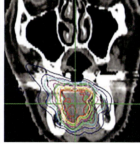
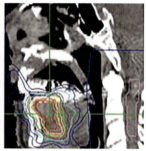

(Fig.3) CT治療計画図。赤い線で囲まれた部分が口腔底がんの腫瘍を示す

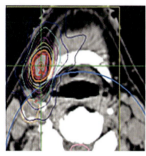
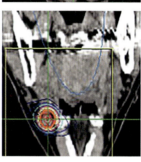
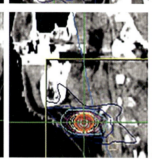

(Fig.4) CT治療計画図。赤い線で囲まれた部分がリンパ節転移を示す

20 若年性鼻咽頭血管線維腫 （じゃくねんせいびいんとうけっかんせんいしゅ） 10代男性

症状：5年前に鼻閉感を訴えて耳鼻科を受診し、診察後、大学病院を紹介されました。大学病院で診断が確定し、最初は経過観察の方針となりましたが頭痛を訴えるため、血管内塞栓術や部分摘出術が何度か繰り返されました。サイバーナイフ治療をよく知る知人の内科医によりすすめられ、当院へ来院されました。

治療経過：MR（Fig.1）、PETCT（Fig.2）、CT治療計画（Fig.4）を済ませ、治療は6日間6分割で実施しました。

治療後：治療から10ヵ月後のMR（Fig.3）で治療を実施した部位の腫瘍は、ほぼ縮小消退をみせました。

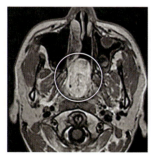
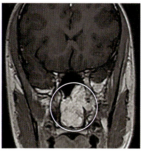
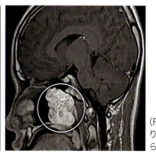

(Fig.1) 治療前のMR。鼻腔より頭蓋底に進展する腫瘍がみられる

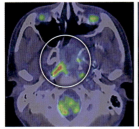
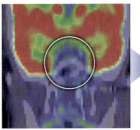
(Fig.2) 治療前のPETCT。鼻腔から頭蓋底に拡がる軟部腫瘍を認める

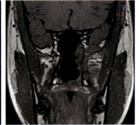
(Fig.3) 治療から10ヵ月後のMR。治療を済ませた腫瘍は縮小消退をみせた

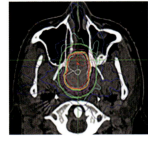
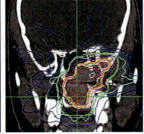
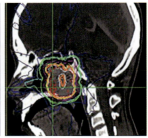
(Fig.4) CT治療計画図。赤い線で囲まれた部分が腫瘍を示す

21 篩骨洞がん
80代男性

症状：鼻閉感や頭痛、鼻出血、左眼失明をきたした大きな篩骨洞がんについて、高齢にて手術治療に代えてサイバーナイフの治療をすすめられ、地元の総合病院の耳鼻咽喉科より当院へ来院されました。

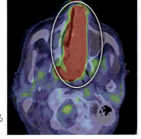
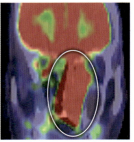
(Fig.1) 治療前のPETCT。鼻腔より頭蓋底にひろがる悪性腫瘍がみられる

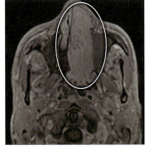
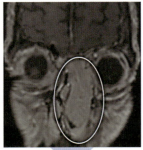
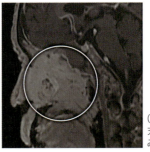
(Fig.2) 治療前のMR。鼻腔を充満し頭蓋底に拡がる腫瘍がみられる

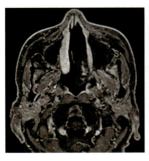
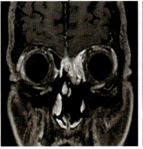
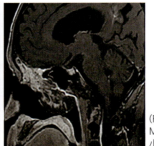
(Fig.3) 治療から3ヵ月後のMR。鼻腔を充満した腫瘍は縮小消退傾向を示す

治療経過：PETCT（Fig.1）、MR（Fig.2）、CT治療計画（Fig.4）を済ませて、10日間10分割による治療を実施しました。

治療後：治療から3ヵ月後に診察とMR（Fig.3）で、腫瘍は著しい縮小消退傾向をみせていることを確認しました。

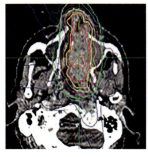
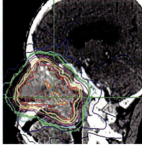
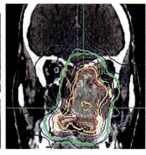

（Fig.4）CT治療計画図。赤い線で囲まれた部分が腫瘍を示す

22 悪性リンパ腫（頸部腫瘍） 70代男性

症状：8年前に口腔内や頸部に腫瘍が多発してみられ、総合病院の血液内科で生検が行われた結果、悪性リンパ腫と診断されました。以後、同内科で化学療法を繰り返し、4年前には頭頸部の通常分割放射線が追加され、病状をコントロールしてきました。今回、右頸部に大きな腫瘍が出現したため、局所の放射線治療の追加を目的に、当院を紹介されて来院されました。

治療経過：PETCT（Fig.1）、CT治療計画（Fig.3）を済ませてサイバーナイフ治療を実施しました。治療は、すでに一度、放射線治療の既往があること、腫瘍が大きいことを勘案して8日間8分割で治療計画を立てました。

治療後：治療後、血液内科に戻り経過観察を継続しましたが、治療から5ヵ月後のPETCT（Fig.2）で治療が奏功したことが確認されました。

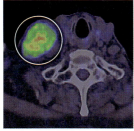
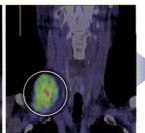
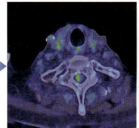
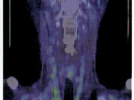

（Fig.1）治療前のPECT。右頸部に腫瘍がみられる

（Fig.2）治療から5ヵ月後のPETCT。腫瘍は縮小退縮を示した

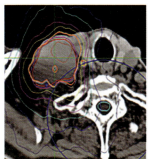
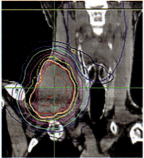
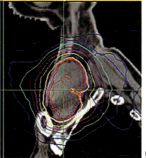

（Fig.3）CT治療計画図

23 中咽頭がん　　60代男性

症状：のどの腫れを訴えて近くの耳鼻科を受診したところ、診察で中咽頭左側に腫瘍がみられることが指摘されました。そこで、紹介により当院の耳鼻科を受診しました。

治療経過：診察（Fig.1）と生検が行われ、扁平上皮がんと判明しました。そこで、化学療法を予定すること、頸部郭清の手術をすること、原発の中咽頭がんについてはサイバーナイフの治療を実施すること、という治療予定となりました。PETCT（Fig.2）、CTによる治療計画（Fig.4）を済ませて、治療は4日間4分割で実施しました。その後、耳鼻科で追跡されて、6ヵ月後に頸部郭清が行われました。

治療後：耳鼻科の診察に加えて、1年3ヵ月後のPETCT（Fig.3）では、腫瘍はほぼ縮小退縮していることを確認しました。

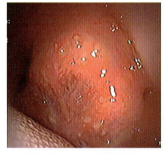
(Fig.1) 治療前の診療所見。中咽頭左側に腫瘍がみられる

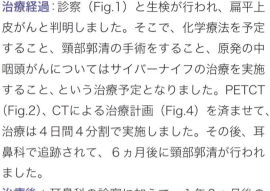

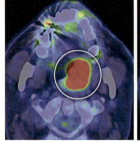
(Fig.2) 治療前のPETCT。中咽頭がんがみられる

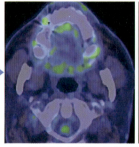
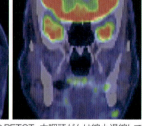
(Fig.3) 治療から1年3ヵ月後のPETCT。中咽頭がんは縮小退縮している

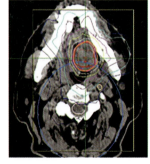
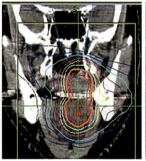
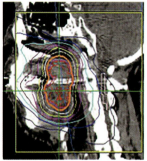
(Fig.4) CT治療計画図。赤い線で囲まれている部分が腫瘍を示す

24 耳下腺の腺様嚢胞がん　　50代女性

症状：15年前、近くの歯科医院で右側の歯の治療を受けたときに、右耳の下が強烈に痛くなりましたが原因はわかりませんでした。その後も針灸、マッサージを受けたり、相談しましたが同様の疼痛は続きました。2年前の12月、再度、尋常でない強烈な疼痛に襲われたため近くの総合病院の耳鼻科を受診しましたが異常はみつかりませんでした。1年前の6月に初めてMR検査で、右耳下腺に大きな腫瘍があることが判明し、大学病院を紹介されました。大学病院で早速、麻酔下に生検検査が行われ、耳下腺の腺様嚢胞がんであることが判明しました。腫瘍はとても大きく通常の手術治

療は困難なので、重粒子線による治療をすすめられました。そこで粒子線センターを受診し治療の予定となりましたが、金属歯冠を全部抜歯することが必要とのことで、治療を断念しました。その後、知人と当院へ治療の相談に来院されました。

治療経過：それまでの画像資料を確認して、サイバーナイフの治療を行うことになり、PETCT（Fig.1）、治療計画（Fig.3）を済ませて、治療は10日間10分割で自宅からの通院により実施しました。

治療後：治療後も特に新たな異常もなく、経過観察を続けました。8ヵ月後のPETCT（Fig.2）では縮小退縮傾向を示していることが確認されました。

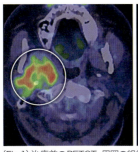
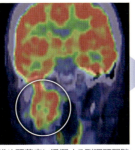
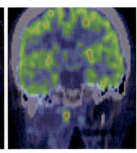

(Fig.1) 治療前のPETCT。周囲の組織や頭蓋底に浸潤する副咽頭間隙腫瘍がみられる

(Fig.2) 治療から8ヵ月後のPETCT。腫瘍は少しずつ縮小退縮を示している

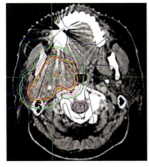
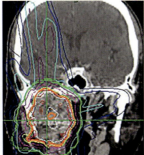
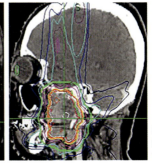

(Fig.3) CT治療計画図。赤い線で囲まれた部分が腫瘍を示す

25 副咽頭間隙腫瘍（多型性腺腫疑い） 60代女性

症状：右の滲出性中耳炎で近医耳鼻科に通院していましたが、耳管咽頭口が閉塞しているので、紹介されて総合病院の耳鼻科を受診しました。耳閉感以外の自覚症状はありませんでしたが、画像検査を加えると大きな副咽頭間隙腫瘍の存在が明らかになりました。周囲の骨破壊を伴い大変に大きな悪性腫瘍が疑われたことから、手術治療は困難と判断されました。生検も何度か試みられましたが、充分な組織の採取は不可能でした。そこで紹介されて当院に来院されました。

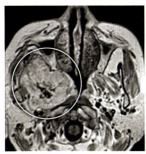
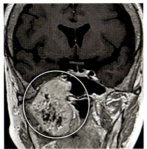
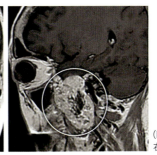

(Fig.1) 治療前のMR。大きな右副咽頭間隙腫瘍がみられる

治療経過：MR（Fig.1,4）で大きな副咽頭間隙腫瘍を確認し、PETCT（Fig.2）では異常集積を伴う軟部腫瘍がみられましたが、悪性腫瘍の所見はみられませんでした。CT治療計画（Fig.3）の後、10日間10分割によるサイバーナイフの治療を行いました。

治療後：その後、再び紹介元の耳鼻科において症候は悪化することはなく、経過観察を続けていますが、MR画像上（Fig.5）は治療後1年を超えて縮小傾向が示されました。

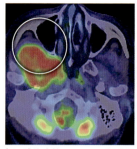
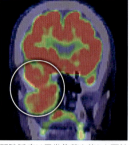

（Fig.2）治療前のPETCT。右副咽頭間隙腫瘍は異常集積を伴うも悪性所見はみられない

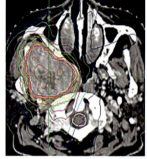
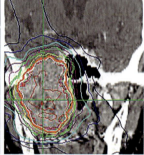
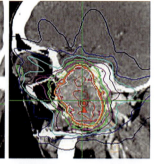

（Fig.3）CT治療計画図。赤い線で囲まれた部分が副咽頭間隙腫瘍を示す

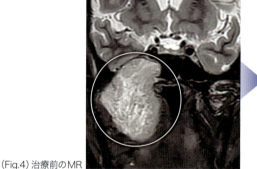

（Fig.4）治療前のMR

（Fig.5）治療から1年6ヵ月後のMR。腫瘍の縮小傾向がみえる

26 下咽頭がん（かいんとう）

60代女性

症状：4年前の夏より咽頭痛、嗄声、頸部腫瘤の自覚があり、近くの総合病院の耳鼻咽喉科を受診しました。診察で、下咽頭に腫瘍を認め、この部位の生検を行った結果、扁平上皮がんと診断されました。同院での画像では下咽頭がんは長径3cmに頸部のリンパ節転移を伴っていました。治療を当院で希望したことから、耳鼻科に来院されました。

治療経過：PETCT（Fig.1）で下咽頭がんとリンパ節転移を確認したのち、下咽頭がんの本体はサイバーナイフで治療し、頸部リンパ節転移は郭清手術をする方針となりました。治療計画（Fig.3）を済ませ、治療は8日間8分割で実施しました。

治療後：3年後のPETCT（Fig.2）で下咽頭がんが縮小消退していることは確認されましたが、その間に2回、複数の再発した頸部リンパ節転移についても、それぞれサイバーナイフの治療（Fig.4,5）を行っています。

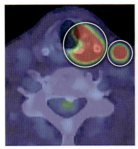 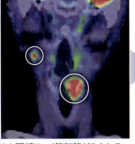 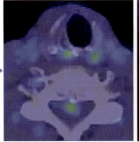 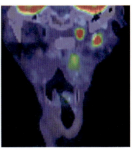

(Fig.1) 治療前のPETCT。下咽頭がんと頸部リンパ節転移がみられる

(Fig.2) 治療から3年後のPETCT。下咽頭がんがほぼ縮小消退を示している

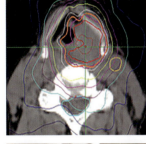 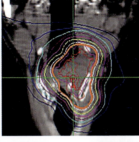 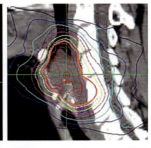

(Fig.3) CT治療計画図。赤い線で囲まれた部分が下咽頭がんを示す

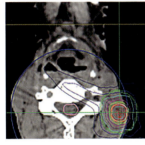 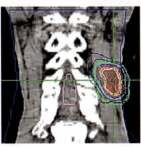 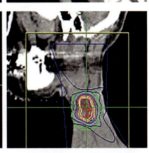

(Fig.4) CT治療計画図。赤い線で囲まれた部分が頸部リンパ節転移を示す

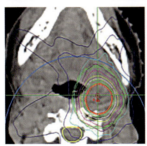 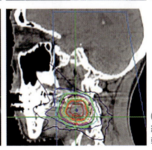

(Fig.5) CT治療計画図。赤い線で囲まれた部分がリンパ節転移を示す

27 頸部グロムス腫瘍　　60代女性

症状：30年前頃より左頸部腫瘤を自覚していました。極めて緩徐に腫瘤は大きくなってきていました。15年前頃、2つの大学病院を受診しましたが、治療は危険で困難であり、経過観察をすすめられていました。10年前に3つ目の大学病院を受診し、よく説明を聞き、引き続き経過観察をすすめられました。4年前、その病院でサイバーナイフの治療を相談するようにすすめられ、当院へ来院されました。

治療経過：MR（Fig.1）とCTで治療計画（Fig.3）後、治療は7日間7分割で実施しました。

治療後：時間が過ぎるに伴い、頸部を触れることで腫瘍の大きさが縮小していると自覚できるようになりました。3年5ヵ月後のMR（Fig.2）では、画像上も腫瘍は縮小を示していることが確認されました。

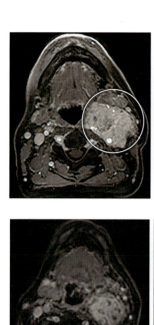 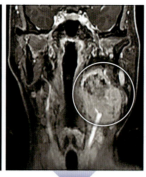 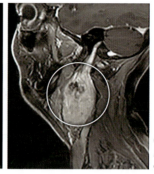

(Fig.1) 治療前のMR。左頸動脈を巻き込んだ大きな腫瘍がみられる

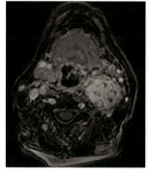 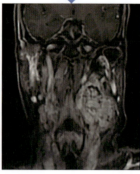 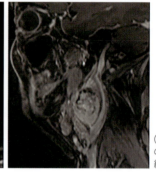

(Fig.2) 治療から3年5ヵ月後のMR。左頸部腫瘍は若干の縮小を示した

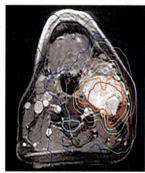 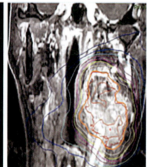 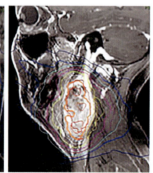

(Fig.3) MR治療計画図。赤い線で囲まれた部分が腫瘍を示す

28 悪性黒色腫（副鼻腔） 80代女性

症状：7年前に繰り返し起こる鼻出血のため大学病院へ入院し、右上顎洞に限局した悪性黒色腫の診断が確定しました。そこで当院を紹介されて来院されました。

治療経過：PETCT（Fig.1）を参照して、CT治療計画（Fig.5）を作成し、最初のサイバーナイフ治療を5日間5分割で行いました。その後、大学病院へ戻っていましたが、2年前の4月、今度は右篩骨洞に限局して腫瘍が再発したので再度、治療のため来院され、PETCT（Fig.3）による治療計画（Fig.6）を済ませて、3日間3分割で治療を実施しました。しかし、同年11月に鼻腔の奥と右耳下腺部に3回目の局所再発をきたし（Fig.4）、これも4日間4分割（Fig.7）と1日間1照射（Fig.8）で治療し、大学病院へ戻られました。

治療後：治療から5年後のPETCT（Fig.2）では、腫瘍は縮小消退しています。この間、年齢も考慮して化学療法は実施していません。

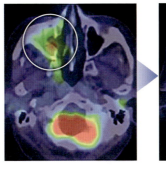
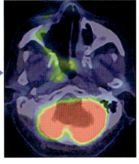

（Fig.1）治療前のPETCT。右の上顎洞の腫瘍がみられる

（Fig.2）治療から5年後のPETCT。腫瘍は縮小消退している

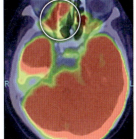
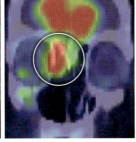
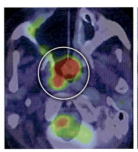
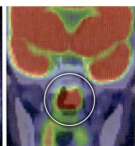

（Fig.3）治療前（2年前）のPETCT。右篩骨洞部に腫瘍が限局して存在する

（Fig.4）3回目の治療前のPETCT。鼻腔後部に腫瘍が存在する

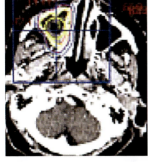
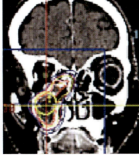
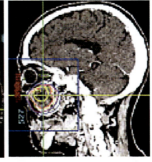

（Fig.5）7年前のCT治療計画図。上顎洞の悪性黒色腫を標的にしている

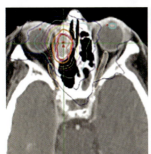
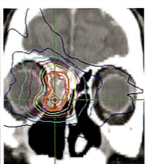
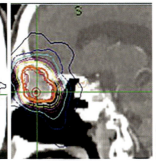

（Fig.6）2年前のCT治療計画図。赤い線で囲まれている部位が右篩骨洞に再発した腫瘍

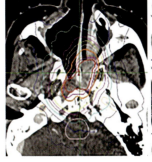
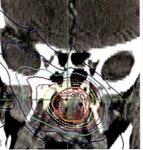
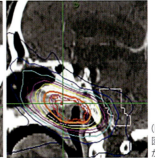

（Fig.7）3回目のCT治療計画図。赤い線で囲まれている部位が鼻腔の奥に再発した腫瘍

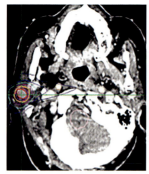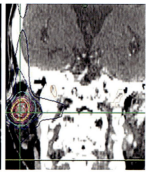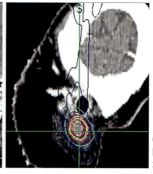

(Fig.8) 3回目のCT治療計画図。赤い線で囲まれている部位が右耳下腺部のリンパ節転移

29 下咽頭がんの頸部リンパ節転移　60代男性

症状：頸部リンパ節転移を伴う下咽頭がんと診断され総合病院へ入院し、化学放射線治療を30回の予定で開始しましたが、12回が済んだところで軽い脳梗塞を併発したため、治療は一時中断されました。その後、引き継いで継続治療するために当院へ来院されました。

治療経過：PETCT（Fig.1）で治療により縮小傾向にある下咽頭がんと頸部リンパ節転移を確認し、CTの治療計画（Fig.3,4）をそれぞれの病変について作成し、両方ともに8日間8分割で治療を実施しました。

治療後：経過観察を定期的に行い、1年後の診察時にPETCT（Fig.2）で腫瘍はよく制御されていることを確認しました。

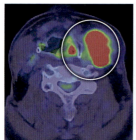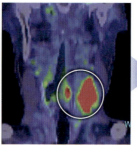

(Fig.1) 治療前のPETCT。大きな頸部リンパ節転移と縮小傾向をみせる下咽頭がんがみられる

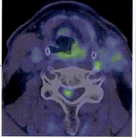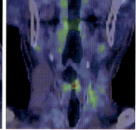

(Fig.2) 治療から1年後のPETCT。下咽頭がんと頸部リンパ節転移はともにほぼ縮小消退を示し、制御されている

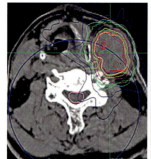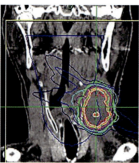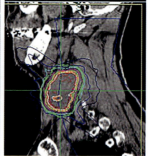

(Fig.3) CT治療計画図。赤い線で囲まれた部分が頸部リンパ節転移を示す

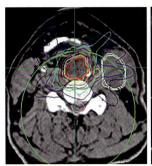
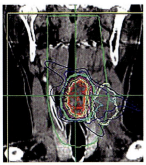
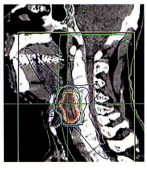

(Fig.4) CT治療計画図。赤い線で囲まれた部分が下咽頭がんを示す

30 喉頭がん（声門上がん） 70代男性

症状：喉に違和感を覚えて、以前よりかかっている大学病院の耳鼻科を受診しました。診察で喉頭がんを指摘されました。すでに脳腫瘍の手術治療を経験しており、手術ではない治療を希望して当院に来院されました。

治療経過：耳鼻科の診察、PETCT（Fig.1）、CT治療計画（Fig.3）を済ませて治療計画を作成し、声門上がんは6日間6分割、左右4つのリンパ節転移もそれぞれサイバーナイフの小数回分割治療を実施しました。

治療後：経過観察で1年後に2ヵ所、2年後に1ヵ所、さらにリンパ節転移がみつかり、これらも同じように治療を実施しました。その後は再発もなく、耳鼻科で経過観察を続けています。

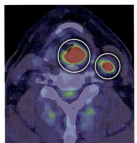
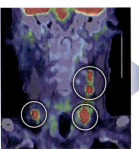
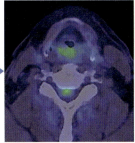

(Fig.1) 治療前のPETCT。喉頭がんと左右頸部リンパ節転移がみられる

(Fig.2) 治療から1年後のPETCT。治療前にみられた声門上がんと頸部リンパ節転移はほぼ縮小消退を示した

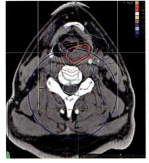
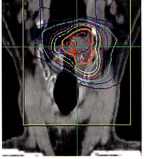
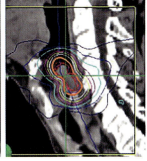

(Fig.3) CT治療計画図。赤い線で囲まれた部分が喉頭がんを示す

column

脳動静脈奇形
(AVM; arteriovenous malformation)
について

　脳動静脈奇形という、突然、手足の痙攣発作や意識消失を起こす、あるいは、脳出血やクモ膜下出血を起こして、病院を受診することの多い脳の病気があります。サイバーナイフでこの病気を治療する機会が次第に多くなってきています。

　先日、東京で行われたある学会で、同じ病院で一緒に働いている卒後4年目の若い脳神経外科の先生に、脳出血で発症したこの脳動静脈奇形にサイバーナイフの治療を行った後、6ヵ月おきに定期的な経過観察をして、2年後には、何ら後遺症もなく、もちろん再度の脳出血発作もなく、この脳動静脈奇形が手術治療なしに消失した複数の治療例を提示、発表してもらいました。その学会で彼は「出血した脳動静脈奇形は再出血を予防するために手術で摘出するのが普通であろうと思いますが、どうして出血で発症のこれら脳動静脈奇形に、こういったサイバーナイフの定位放射線治療を行ったのでしょうか。再出血したらどうするつもりでしょうか」と、手厳しい質問を受けたことを後日、教えてくれました。

　出血した脳動静脈奇形は再出血して重篤な状態になるのを防ぐために、すぐに開頭手術を受けるのが長く常識と考えられてきています。最近では2014年にLancetやJAMAという著名な学術雑誌に、脳動静脈奇形の追跡調査で、何らかの積極的な治療を行った例と治療を積極的に行わず内科的に見守った例で、見守った例のほうがその後、脳卒中や死亡する例が明らかに少なかったという衝撃的な論文が出て注目を集めています。いくつかの治療法が出ては消えて、時代とともに次第に治療法の常識が大きく変わってゆくことがあるのだろうと考えられます。

　将来、出血で発症した脳動静脈奇形の例についても、手術で治療するよりもサイバーナイフの定位放射線治療を加える方が安全で良い成績が得られることが示せる日が来るように、日々精進したいと考えています。

3 胸部

1 多発性骨髄腫（胸椎、腸骨） 50代男性

症状：1年前の6月に突然の疼痛があり、両下肢の麻痺を呈して近医を経由し、大学病院へ入院しました。胸椎圧迫骨折、急性硬膜外血腫の診断で、血腫除去の手術と胸椎の後方固定の治療が行われ軽快しましたが、その後、同年12月頃より前胸部の疼痛が出現し、翌年2～3月には疼痛が次第に強くなってきました。

治療経過：MRでは手術した圧迫骨折部の破壊がさらに進行するため、当院へ来院し胸椎の再手術が行われました。この手術時に摘出された標本より、病理検査で多発性骨髄腫の診断が確定し、血液内科医により化学療法を実施する前に、胸椎病変部に対してサイバーナイフの定位放射線治療が妥当であろうと判断されました。サイバーナイフ

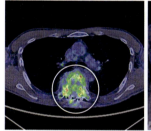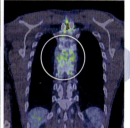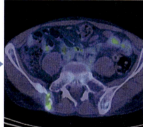

(Fig.1) 治療前のPETCT。胸椎に腫瘍がみられる

(Fig.2) 治療から1年5ヵ月後のPETCT。胸椎の腫瘍は縮小消退を示した

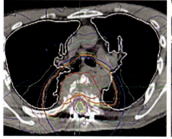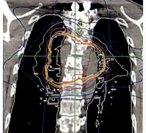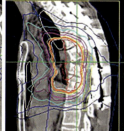

(Fig.3) CT治療計画図。赤い線で囲まれた部分が胸椎の腫瘍を示す

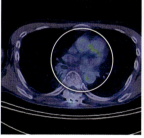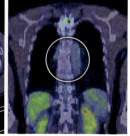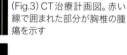

(Fig.4) 初回治療から1年5ヵ月後のPETCT。骨盤右腸骨に骨破壊と腫瘍がみられる

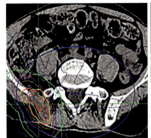
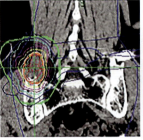
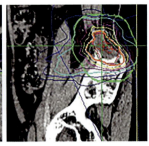

(Fig.5) CT治療計画図。赤い線で囲まれた部分が腸骨の腫瘍を示す

の治療は6月末に8日間8分割で行われました（Fig.3）。

治療後：その後、多発性骨髄腫の専門医のいる病院へ転院し、幹細胞移植と化学療法が行われ、翌年11月には骨盤の腸骨の多発性骨髄病変についてもサイバーナイフの治療として3日間追加されました（Fig.5）。治療から2年が経過しますが、経過は良好で元気に過ごしています。

2 胸腺（きょうせん）がん　　50代男性

症状：早い時期より肝機能障害を指摘されて、C型肝炎という診断を受けていました。3年前に肝細胞がんがみつかり摘出手術を受け、その後、経過観察を続けていましたが、CTで肝細胞がんとは別に、胸部に大きな腫瘍が存在することが確認されました。さらにPETCT（Fig.1）で左胸部縦隔に大きな悪性腫瘍がみられたことから、この縦隔腫瘍の診断確定のためにCTガイドによる針生検が行われ、肝がんとは無関係の胸腺がん（扁平上皮がん）であることがわかりました。そこで、サイバーナイフ治療のため当院を紹介されて来院されました。

治療経過：CTによる治療計画（Fig.3）の後、胸部縦隔の胸腺がんは8日間8分割による通院治療により行いました。

治療後：その後の不都合は特別なく、治療から2年後の追跡PETCT（Fig.2）では、胸部の病変はほぼ縮小退縮した状態を持続しており、経過良好であることが確認されました。

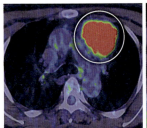
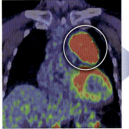

(Fig.1) 治療前のPETCT。左胸部縦隔に大きな腫瘍（胸腺がん）がみられる

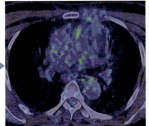
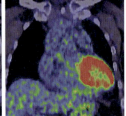

(Fig.2) 治療から2年後のPETCT。縦隔の胸腺がんは縮小退縮している

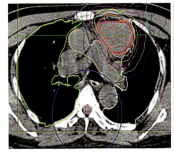
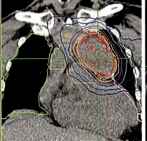
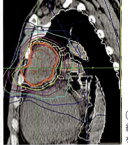

(Fig.3) CT治療計画図。赤い線で囲まれた部分が胸腺がんを示す

3 肺扁平上皮がん　70代男性

症状：12年前に噴門部の胃がんの手術治療を受けた大学病院より、診療情報を持参して家人と本人が来院しました。約2ヵ月前より食欲低下があり、胃内視鏡検査などのため再び大学病院へ検査入院し、食道炎の診断で治療を行い軽快したが、その入院時の胸部CTで左肺上葉に腫瘍があり、気管支鏡の組織検査で扁平上皮がんと診断確定し、手術治療が予定されました。糖尿病があり、手術に代えてサイバーナイフの治療のため相談に来院されました。

治療経過：PETCT（Fig.1）で確認・検討し、短期の入院でサイバーナイフの治療をすることになりました。治療は7日間7分割で実施しました（Fig.3）。

治療後：紹介先と経過観察をしましたが、8ヵ月後のPETCT（Fig.2）で肺がんは消失傾向を示していることが確認されました。その後も引き続き、年に1〜2回経過を診ているところです。

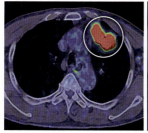 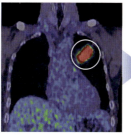 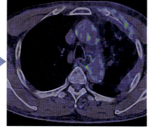 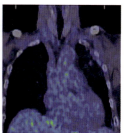

(Fig.1) 治療前のPETCT。左肺上葉に腫瘍がみられる

(Fig.2) 治療から8ヵ月後のPETCT。左肺上葉の腫瘍は縮小退縮した

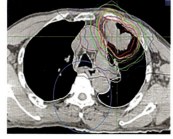 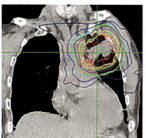 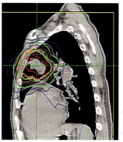

(Fig.3) CT治療計画図。赤い線で囲まれた部分が腫瘍を示す

4 胸腺がん　50代女性

症状：1年6ヵ月前、大学病院の胸部外科で胸腺がんの診断により手術を受けましたが、腫瘍が大動脈に浸潤していたため摘出は不可能となり、胸腺がんについてこれ以上手術はできないこと、化学療法をすすめるがあまり期待できないこと、放射線治療は適応外であることなどを説明されました。がん治療の専門病院を受診し、その内科よりサイバーナイフの治療について相談するように当院をすすめられて来院されました。

治療経過：本人や家人とよく話をして、CT治療計画（Fig.3）を作成し、通院10日間10分割でサイバーナイフの治療を実施しました。

治療後：軽い咳が続く時期が2ヵ月ほどありましたが、その他特段の合併症もなく咳も改善し、治療前（Fig.1）から6ヵ月後のPETCT（Fig.2）では腫瘍は、著明に縮小退縮傾向をみせました。胸膜播種、転移などを慎重に観察しつつ経過観察を行い、化学療法の追加などを考慮しています。

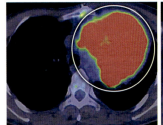 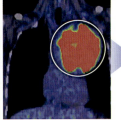 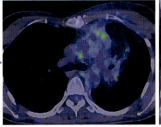 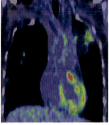

(Fig.1) 治療前のPETCT。大きな胸腺がんが大動脈を接してみられる　　(Fig.2) 治療から6ヵ月後のPETCT。胸腺がんは縮小退縮を示した

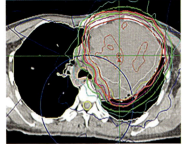 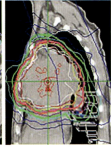 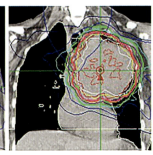

(Fig.3) CT治療計画図。赤い線で囲まれる部分が胸腺がんを示す

5　食道がん（胸部下部）　　80代男性

症状：糖尿病などで総合病院の内科に通院していました。しばらく前から食べ物がつかえる感じがあり、検査を行ったところ、結局、内視鏡で胃食道接合部に大きな腫瘍があり、食道が狭窄していることが判明しました。手術、化学療法は年齢やリスクを考慮して適応されず、早晩、食物の通過障害が出てくれば食道ステントを入れることが想定されました。その後、家人の希望もありサイバーナイフ治療の相談のために当院に来院されました。

治療経過：家人および本人と話をして、CT治療計画（Fig.3）を作成し、12日間12分割のサイバーナイフの治療を実施しました。

治療後：治療前後に特段の不都合はなく、治療前（Fig.4）と比べると、経過観察で次第に腫瘍は縮小傾向を示しています（Fig.5）。食物のつかえることもなくなり、PETCT（Fig.2）でも腫瘍はほぼ縮小退縮が確認されました。

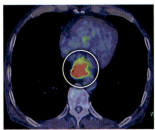 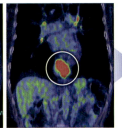 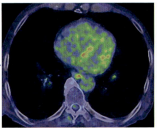 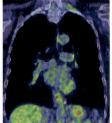

(Fig.1) 治療前のPETCT。胸部下部食道がんがみえる　　(Fig.2) 治療から4ヵ月後のPETCT。食道がんは縮小退縮を示した

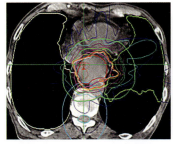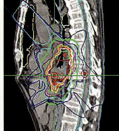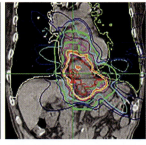

(Fig.3) CT治療計画図。赤い線で囲まれた部分が胸部食道がんを示す

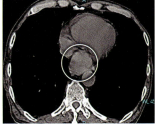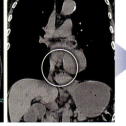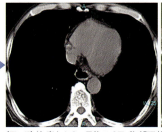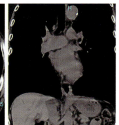

(Fig.4) 治療前のCT。胸部下部に大きな食道がんがみられる

(Fig.5) 治療から3ヵ月後のCT。胸部下部の大きな食道がんは縮小消退を示し、スペースの空いた食道がみられる

6 肺扁平上皮がん　70代男性

症状：50年来タバコの喫煙を続けていましたが、3月に血痰があり、驚いて近医を受診しました。そこで肺がんを疑われ、総合病院を紹介されました。気管支鏡検査の生検の結果、扁平上皮がんと診断されました。肺がんは大きく、胸膜播種や縦隔リンパ節転移が疑われ、抗がん剤の化学療法が予定されましたが、紹介状を持ってサイバーナイフの治療に当院へ相談のため来院されました。

治療経過：PETCT（Fig.1）では右肺下葉の肺門部に大きな腫瘍がみられ、縦隔リンパ節転移、胸膜

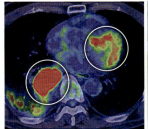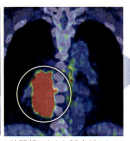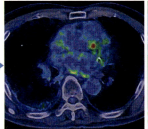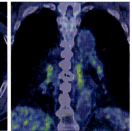

(Fig. 1) 治療前のPETCT。右肺下葉の肺門部に大きな腫瘍がみえる 縦隔リンパ節転移や胸膜播種もみられる

(Fig.2) 治療から5ヵ月後のPETCT。右肺下葉の肺門部にあった大きな腫瘍は縮小消退をみせた。胸膜播種、縦隔リンパ節も同様に縮小消退を示した

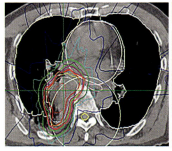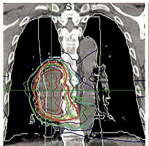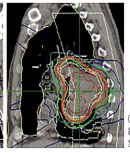

(Fig.3) CT治療計画図。赤い線で囲まれている部分が肺下葉～肺門部の腫瘍を示す

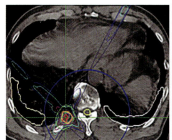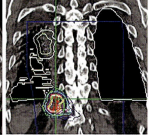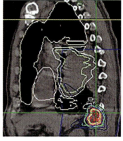

(Fig.4) CT治療計画図。赤い線で囲まれている部分が胸膜播種を示す

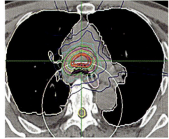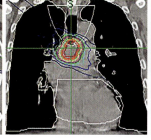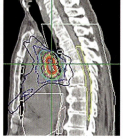

(Fig.5) CT治療計画図。赤い線で囲まれている部分が縦隔リンパ節転移を示す

播種も確認されました。CT治療計画（Fig.3）を済ませて、肺がんは10日間10分割で、胸膜播種（Fig.4）は3日間3分割で、縦隔リンパ節（Fig.5）は5日間5分割でそれぞれサイバーナイフ治療を実施しました。

治療後：その後、紹介元の総合病院へ戻り、経過観察をしていますが、治療から5ヵ月後のPETCT（Fig.2）では治療部位はそれぞれに、縮小退縮傾向をみせています。

7 肺腺がん（はいせんがん）　70代女性

症状：自宅近くのかかりつけの総合病院内科で、慢性関節リュウマチと間質性肺炎で数年来治療を受けていましたが、胸部レントゲンで肺陰影を認めたため呼吸器科に移り、胸部CTで3cm大の肺がんと縦隔リンパ節転移を疑われ、気管支鏡による組織検査で肺腺がんの診断が確定しました。治療として間質性肺炎の存在、同時にみつかった腹部大動脈解離などを考慮しても根治的な手術による摘出をすすめられていました。本人の希望もあり、治療の相談のため、診療情報と画像を持って来院されました。

治療経過：脳転移のないことをMRで確認し、改めてPETCT（Fig.1）で評価し、紹介医と十分打ち合わせを済ませた後、多発病変のそれぞれについてサイバーナイフによる定位放射線治療を実施することにしました。治療は右胸壁に接する3cm

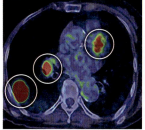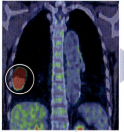

(Fig.1) 治療前のPETCT。右肺の肺腺がんと縦隔リンパ節転移がみられる

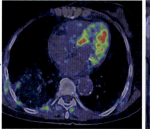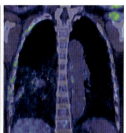

(Fig.2) 治療から5ヵ月後のPETCT。腫瘍と縦隔リンパ節転移が縮小退縮傾向を示している

大の肺原発がんを5日間5分割（Fig.3）で、縦隔リンパ節を7日間7分割で実施しました（Fig.4）。

治療後：経過観察を重ね、5ヵ月後のPETCT（Fig.2）で治療が奏効したことを確認し、紹介医へ報告しました。

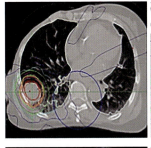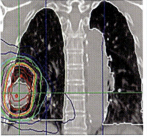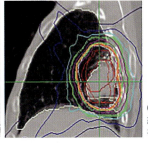

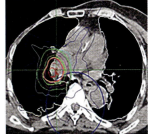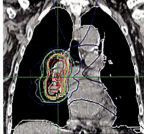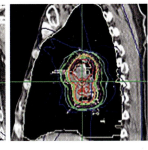

(Fig.3) CT治療計画図。赤い線で囲まれた部分が肺腺がんを示す

(Fig.4) CT治療計画図。赤い線で囲まれた部分が縦隔リンパ節転移を示す

8 肺門部扁平上皮がん（はいもんぶへんぺいじょうひ）

70代男性

症状：大学病院の呼吸器外科で手術予定のところ、治療について相談のため診療画像情報を持って来院されました。

治療経過：組織診断は気管支鏡検査で肺門部の扁平上皮がんと確定されており、リンパ節などの転移は否定的とのことでした。咳と痰が大変多くみられました。PETCT（Fig.1）で右肺門部のがんとリンパ節転移がみられないことを確認しましたが、

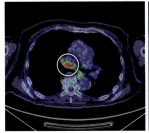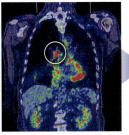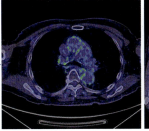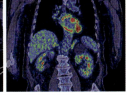

(Fig.1) 治療前のPETCT。右肺門部の腫瘍とこれに続く炎症がみられる

(Fig.2) 治療から1年後のPETCT。腫瘍はほぼ縮小消退、周辺の炎症も軽快を示した

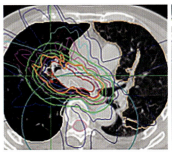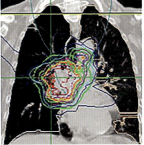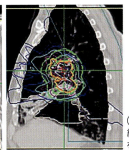

(Fig.3) CT治療計画図。赤い線で囲まれている部分が腫瘍を示す

合わせて右肺中葉に無気肺、下葉に肺炎の所見がみられました。これについて内科にて抗菌剤投与が行われ、炎症が治まるのを待つことになりました。1ヵ月後に服薬が奏功し、炎症が軽快したことを受けてサイバーナイフの治療を計画（Fig.3）し、10日間10分割で実施しました。

治療後：特段に訴えもなく経過し、1年後のPETCT（Fig.2）で腫瘍の消失傾向を確認しました。その後は現在まで、内科医にて病状の追跡を行っています。

9　胃がん術後 縦隔リンパ節転移　70代男性

症状：6年前に大学病院で胃がんの手術を受けて経過をみていました。4年が経過して採血やCT撮影をした結果、縦隔リンパ節転移が指摘されたので内服による化学療法が開始されました。その後、6ヵ月が経過して紹介状を持ってサイバーナイフ治療の相談のため当院に来院されました。

治療経過：PETCT（Fig.1）では縦隔リンパ節転移がみられたことから、CT治療計画（Fig.3）を作成し、治療は5日間5分割で実施しました。

治療後：元の大学病院に戻り内服薬による経過観察中ですが、治療後8ヵ月のPETCT（Fig.2）では、縦隔リンパ節転移は縮小退縮を示しています。

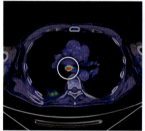 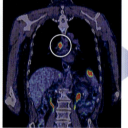

(Fig.1) 治療前のPETCT。縦隔リンパ節転移がみられる

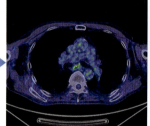 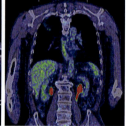

(Fig.2) 治療から8ヵ月後のPETCT。縦隔リンパ節転移はほぼ縮小消退を示した

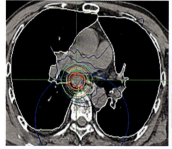 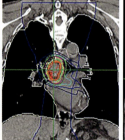 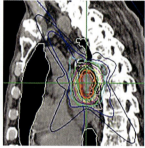

(Fig.3) CT治療計画図。赤い線で囲まれている部分が縦隔リンパ節転移を示す

10　左乳がん　70代女性

症状：しばらく前より左乳房腫瘤を自覚して、3年前に近医を経由して総合病院の乳腺外科を受診しました。乳房の左外下に限局した腫瘤で、画像診断と針生検で限局したT1N0M0と診断され、部分切除とセンチネルリンパ節生検の方針で、手術が予定されました。手術予定が近づいてきた頃、紹介状を持って相談のため来院されました。

治療経過：PETCT（Fig.1）で限局した乳がんであることを確認し、CT治療計画（Fig.3）を作成して5日間5分割で実施しました。

治療後：乳腺外科に戻り、現在までホルモン剤の治療で経過をみています。治療から1年後のPETCT

（Fig.2）で、乳がんはほぼ縮小退縮していることが確認されました。

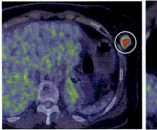 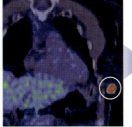 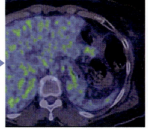 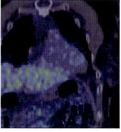

(Fig.1) 治療前のPETCT。左乳がんがみられる

(Fig.2) 治療から1年後のPETCT。乳がんはほぼ縮小退縮している

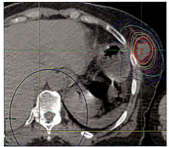 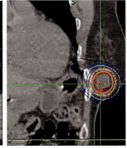 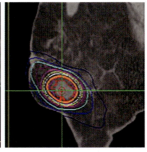

(Fig.3) CT治療計画図。赤い線で囲まれた部分が乳がんを示す

11 胸腺がんの肺転移　　70代女性

症状：4年前に嗄声を自覚したことから大学病院を紹介されて受診しました。呼吸器内科で検査を行ったところ、胸腔内播種、肋骨転移、頸部リンパ節転移を伴う胸腺がんと診断が確定しました。そこで、化学療法が開始されました。化学療法は副作用の出現があり、休薬や投与内容の変更により胸水貯留や腫瘍増大をきたしたものの、症状は一段落しました。そこで紹介状を持って治療の相談

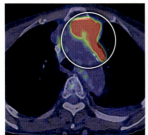 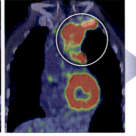 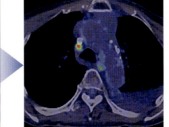

(Fig.1) 治療前のPETCT。前縦隔の左よりに胸腺がんがみられる

(Fig.2) 治療から7ヵ月後のPETCT。腫瘍は縮小消退を示した

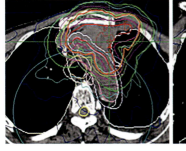 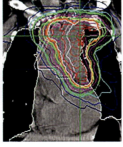 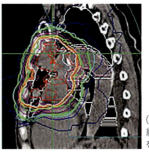

(Fig.3) CT治療計画図。赤い線で囲まれた部分が胸腺がんを示す

のため当院へ来院されました。
治療経過：PETCT（Fig.1）では前縦隔の左よりに胸腺がんがみられました。CT治療計画（Fig.3）を作成し、治療は7日間7分割で実施しました。

治療後：その後、紹介先の大学病院にて経過観察が続けられていますが、治療から7ヵ月後のPETCT（Fig.2）では、治療部位の胸腺がんはほぼ縮小消退を示しているのが確認できました。

12 胸腺がんの転移性肺がん　60代男性

症状：12年前に総合病院で胸腺がんの手術治療を受けました。引き続き、がん専門病院にて放射線治療が約1ヵ月半行われました。それから4年後、胸膜播種が認められましたが、化学療法は希望せず、基本的に保存的な緩和治療が続けられました。さらに3年後、転移、肋骨転移、胸膜播種増悪が指摘されたので、疼痛の緩和薬を使用し、サイバーナイフの治療について当院へ相談に来院されました。

治療経過：当院では、疼痛を伴う肋骨転移や胸膜播種について数ヵ所のサイバーナイフの治療を何度か繰り返し実施しました。2年前にはPETCT（Fig.1）で肺転移を確認してCT治療計画（Fig.3）を作成し、5日間5分割で治療を実施しました。

治療後：治療から7ヵ月後のPETCT（Fig.2）では、治療部位は縮小消退を示していることが確認されました。

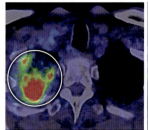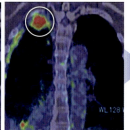

（Fig.1）治療前のPETCT。右肺尖部に胸腺がんの転移がみられる

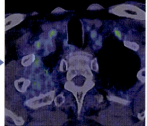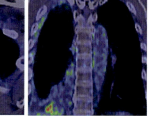

（Fig.2）治療から7ヵ月後のPETCT。腫瘍は縮小消退を示した

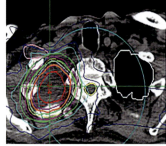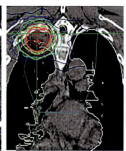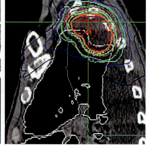

（Fig.3）CT治療計画図。赤い線で囲まれた部分が胸腺がんの肺転移を示す

13 転移性肺腫瘍（口蓋の腺様嚢胞がん）　70代女性

症状：12年前に硬口蓋が腫れたことから、がん専門病院を受診し、そこで紹介された大学病院にて上顎洞の全摘出手術を受けました。その1年後、今度は頭蓋底に再発し、さらに拡大手術が追加されました。9年前には鼻中隔に再発し、当院の施設にて3日間3分割でサイバーナイフの治療を実施しました。さらに2年前には転移性肺がんが発見されて、緩和医療をすすめられました。本人と家

人は治療を求めて肺転移について粒子線治療施設などに相談のため出かけたりしていましたが、その後、紹介されて再びサイバーナイフ治療のため当院に来院されました。
治療経過：今回はPETCT（Fig.1）で左下肺の転移性腫瘍を確認し、CT治療計画（Fig.3）を作成したうえで治療は8日間8分割で実施しました。
治療後：治療から7ヵ月後のPETCT（Fig.2）をみると、腫瘍は縮小消退していることが確認されました。

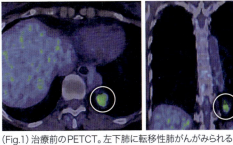
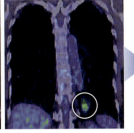
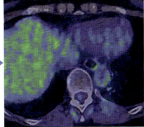
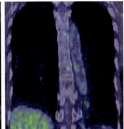

（Fig.1）治療前のPETCT。左下肺に転移性肺がんがみられる

（Fig.2）治療から7ヵ月後のPETCT。腫瘍は縮小消退を示した

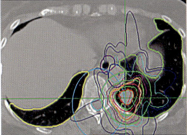
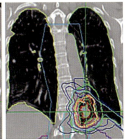
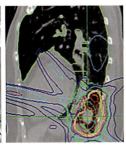

（Fig.3）CT治療計画図。赤い線で囲まれた部分が転移性肺がんを示す

14 肝細胞がん　胸椎転移　20代男性

症状：5年前に初発した肝細胞がんについて、総合病院で摘出手術が行われましたが、その翌年に胸椎転移による下肢の麻痺が出現し、同院で緊急にて胸椎転移の摘出手術が行われました。術後、さらに通常分割の放射線治療が10回追加され、麻痺は無事回復し内服治療が続けられていました。しかし、その翌年に採血で腫瘍マーカーの上昇傾向がみられ、MR、CT検査で治療部位に腫瘍の残存再発が疑われました。そこで紹介されてサイバーナイフの治療について、当院へ相談に来院されました。

治療経過：PETCT（Fig.1）により、指摘されている胸椎転移部の残存腫瘍が示唆されました。CT治療計画（Fig.3）を作成し、治療は7日間7分割で実施しました。

治療後：サイバーナイフ治療から3ヵ月後には

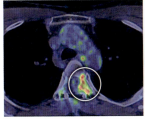
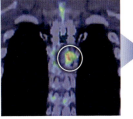
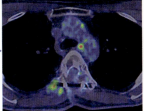
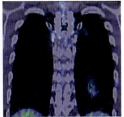

（Fig.1）治療前のPETCT。胸椎術後部位に転移性肝がんの残存がみられる

（Fig.2）治療から6ヵ月後のPETCT。胸椎の転移性肝がんはほぼ縮小消退をみせた

腫瘍マーカーは正常に復し、治療後6ヵ月後のPETCT（Fig.2）では治療部位の腫瘍は、ほぼ縮小退縮したことが示されました

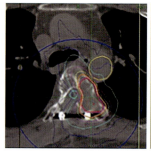
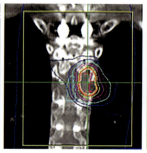
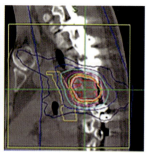

(Fig.3) CT治療計画図。赤い線で囲まれた部分が転移性肝がんを示す

15 肺扁平上皮がんの術後再発　70代男性

症状：4年前に気胸を起こして胸痛や呼吸苦を訴えて大学病院を受診し、気胸の治療として胸腔ドレナージが行われました。その後の検査で、気胸の原因が肺がんであったことがわかり、引き続き左上葉切除術が施行されました。腫瘍は扁平上皮がんでした。手術から1年後、左肺尖部に腫瘍が再発しましたが、間質性肺炎がみられたことから放射線治療などは見送られました。さらに1年が経過して腫瘍は大きく増大したことから、当院にサイバーナイフの治療のため相談に来院されました。

治療経過：CT治療計画（Fig.3）を作成し、治療は7日間7分割で実施しました。

治療後：治療から7ヵ月後のPETCT（Fig.2）では、治療前（Fig.1）と比べると、腫瘍は縮小退縮していることが確認されました。

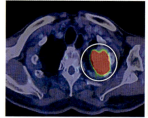
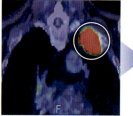

(Fig.1) 治療前のPETCT。左肺上葉に胸膜、肋骨と癒着する肺がんを認める

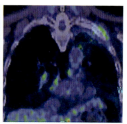

(Fig.2) 治療から7ヵ月後のPETCT。腫瘍は縮小退縮を示した

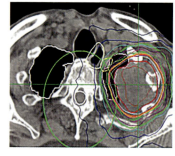
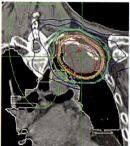
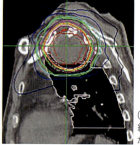

(Fig.3) CT治療計画図。赤い線で囲んだ部位が肺扁平上皮がんを示す

16 肺がん（組織未確定）　70代女性

症状：元々、甲状腺機能亢進症と心不全のため近くの病院にかかっていましたが、しばらく前より病院が混雑するので通院を中断していました。ある朝、起床時より息苦しく、嘔吐もあるので救急車で当院へ搬送されました。

治療経過：心不全の治療が行われる過程で、検査によって左上葉に肺腫瘍の存在が明らかになりました。全身の合併症が多いことから、手術や化学療法ではなくサイバーナイフの治療が選択されました。PETCT（Fig.1）で肺がんの存在は確定しましたが、組織検査による組織診断は確定できませんでした。CT治療計画（Fig.3）を作成し、治療は10日間10分割により行いました。

治療後：治療後は特に不都合なこともなく、治療から7ヵ月後のPETCT（Fig.2）では腫瘍は、ほぼ縮小退縮していることが確認されました。

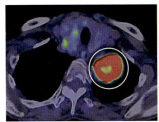 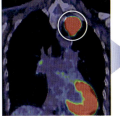

(Fig.1) 治療前のPETCT。左肺上葉に肺がんを認める

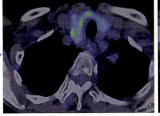 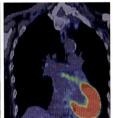

(Fig.2) 治療から7ヵ月後のPETCT。腫瘍は縮小消退を示した

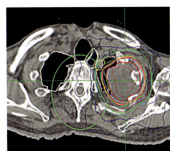 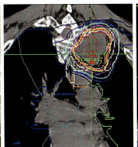 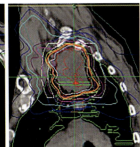

(Fig.3) CT治療計画図。赤い線で囲んだ部位が肺腫瘍を示す

17 肺がん（組織未確定）　70代男性

症状：長い期間の重喫煙者で、高度の肺気腫を伴っていました。6年前に大学病院で右肺下葉原発の扁平上皮がんで右下葉切除、右上葉部分切除が行われました。PSがやや低下したことから術後の化学療法は内服薬だけに控えていました。術後2年で今度は左上葉に腫瘍が出現し、4ヵ月後には増大が明らかとなりました。肺気腫に加えて肺切除後で高度の慢性呼吸不全状態であったことから、負担がかかるため気管支鏡での生検は控えられていましたが、腫瘍マーカーの動きから再度、原発性による肺腫瘍が考えられました。そこで治療について可能か否かを相談するため、紹介されて当院へ来院されました。

治療経過：CT治療計画（Fig.3）を作成し、治療は6日間6分割で実施しました。

治療後：治療後は状態の変化はなく、治療3ヵ月後のPETCT（Fig.2）では、治療前（Fig.1）と比べ腫瘍がほぼ縮小退縮したことが確認されました。

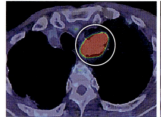
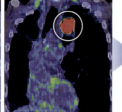
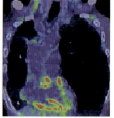

(Fig.1) 治療前のPETCT。左肺上葉に肺がんを認める

(Fig.2) 治療から3ヵ月後のPETCT。腫瘍は縮小退縮を示した

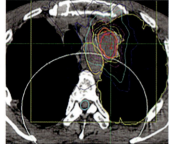
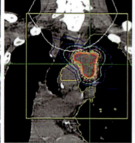
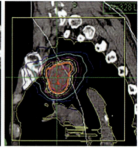

(Fig.3) CT治療計画図。赤い線で囲んだ部位が肺腫瘍を示す

18 乳がんの肋骨転移　　70代女性

症状：14年前に右乳がんについて、右乳がん温存手術を受けました。腫瘍はホルモン陽性乳がんで、ホルモン療法を一定期間実施したのち、治療を終了していました。手術後から11年を経過して頭蓋底部に転移をきたし、脳神経外科で手術を受けてから術後に追加で放射線治療も行われました。その後、疼痛が胸部に続き、肋骨転移など骨転移も指摘されたことから、ホルモン治療が再開されました。そこで疼痛の肋骨転移について、治療を求めて当院へ来院されました。

治療経過：PETCT（Fig.1）で肋骨に複数の骨転移がみられました。CT治療計画（Fig.3）を作成し、治療を6日間6分割で実施しました。

治療後：次第に疼痛は緩和されました。治療から2年後のPETCT（Fig.3）では、肋骨転移はほぼ縮小消退していることが確認できました。

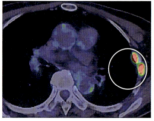
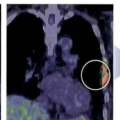
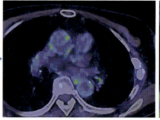
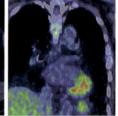

(Fig.1) 治療前のPETCT。肋骨に複数の転移性腫瘍がみられる

(Fig.2) 治療から2年後のPETCT。転移性肋骨腫瘍はほぼ消退した

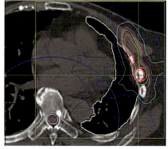
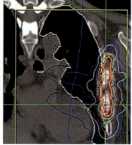
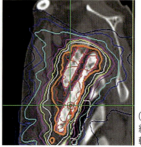

(Fig.3) CT治療計画図。赤い線で囲まれている部分が肋骨転移を示す

19 肋骨転移、肩甲骨転移、胸椎転移（甲状腺濾胞がん） 40代男性

症状：以前より頸部腫瘤を自覚していましたが、感冒時の疼痛で受診したところ甲状腺がんの診断に至り、大学病院で甲状腺濾胞がん摘出を受けました。それに合併する多発骨転移については放射線ヨウ素の治療に代えて、サイバーナイフ治療を行うことになりました。

治療経過：PETCT（Fig.1,2）で肋骨転移、肩甲骨転移、胸椎転移を同定し、CT治療計画を作成したのち、2ヵ所の肋骨転移（Fig.5,6）についてそれぞれを5日間5分割で、肩甲骨転移（Fig.7）は4日間4分割、胸椎転移（Fig.8）は3日間3分割でサイバーナイフの治療を実施しました。

治療後：治療から3ヵ月後のPETCT（Fig.3,4）では、肋骨転移、肩甲骨転移はともに縮小傾向をみせているのが確認できました。

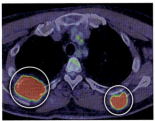 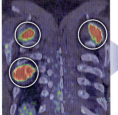

(Fig.1) 治療前のPETCT。肋骨（右）と肩甲骨（左）に多発する骨転移がみられる

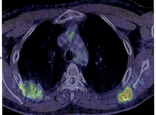 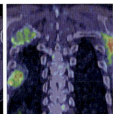

(Fig.3) 治療から3ヵ月後のPETCT。治療部位の肋骨、肩甲骨転移は縮小傾向をみせている

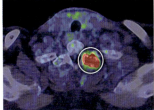 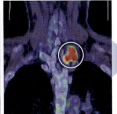

(Fig.2) 治療前のPETCT。第一胸椎の転移がみられる

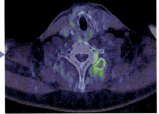 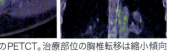

(Fig.4) 治療から3ヵ月後のPETCT。治療部位の胸椎転移は縮小傾向をみせている

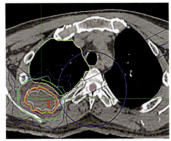 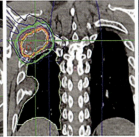 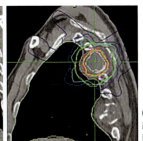

(Fig.5) CT治療計画図。赤い線で囲まれている部分が肋骨転移を示す

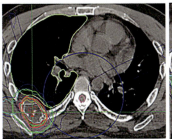 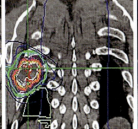 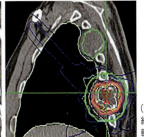

(Fig.6) CT治療計画図。赤い線で囲まれている部分が肋骨転移を示す

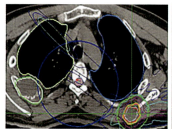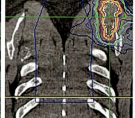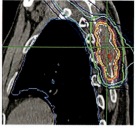

(Fig.7) CT治療計画図。赤い線で囲まれている部分が左肩甲骨転移を示す

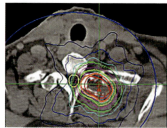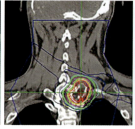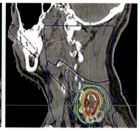

(Fig.8) CT治療計画図。赤い線で囲まれている部分が胸椎転移を示す

20 胸腺カルチノイド　肺転移

70代女性

症状：10年前に胸腺カルチノイドの診断を受けて、総合病院で腫瘍切除と左肺上葉切除の手術を受けました。5年後に再発を認めましたが、積極的な治療を望まないことから経過をみていました。2年前に広範囲の胸椎転移による脊髄圧迫のため下半身麻痺をきたし、脊椎後方除圧手術を受けました。その後も腫瘍内科で緩和的な化学療法が行われていましたが、今回、知人を介して治療の相談のため当院へ来院されました。

治療経過：PETCT（Fig.1）により、右肺門に大きな転移性腫瘍を認めたので、CT治療計画（Fig.4）を作成し、7日間7分割によるサイバーナイフ治療を実施しました。その他の骨転移などについても局所の同様の治療を実施し、その後、地元に戻られました。

治療後：治療から7ヵ月後、近医でのCT画像（Fig.2）が主治医より送付されてきましたが、大変元気になり、治療前のCT（Fig.2）と比べて、腫瘍も縮小退縮をみせていることが確認されました。

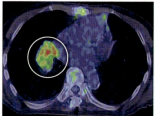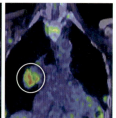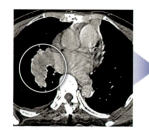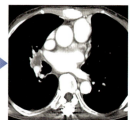

(Fig.1) 治療前のPETCT。右肺門部に大きな腫瘍がみられる

(Fig.2) 治療前のCT

(Fig.3) 治療から7ヵ月後のCT。右肺門部の腫瘍は著しく縮小退縮を示した

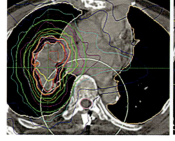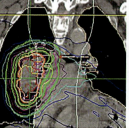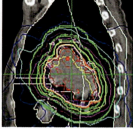

(Fig.4) CT治療計画図。赤い線で囲まれている部分が肋骨転移を示す

column

Excellent! Exciting!

　定位放射線治療専用機のサイバーナイフは、スタンフォード大学脳神経外科のJohn Adler教授により1990年までに、ほぼその原理原型が考案、開発されました。彼は学生時代を過ごしたハーバード大学のマサチューセッツ総合病院ですでに実施されていた陽子線治療を目のあたりにし、局所を正確に治療する試みに強い興味をいだいたようです。1986年には、すでに定位放射線治療を開始していたスウェーデンのカロリンスカ大学病院のガンマナイフを見学するため留学をしています。ガンマナイフはカロリンスカ大学脳神経外科Lars Leksell教授が頭蓋内病変を手術でなく、正確に治療するために開発した定位脳手術機を発展させた脳病変専用の定位放射線治療機です。

　脳は全身の中で唯一、頭蓋骨という骨組織に囲まれた構造にあり、頭蓋骨を固定して座標を作ることで脳内の病変は寸分も違わず正確にガンマ線で治療できるという治療機です。サイバーナイフはガンマナイフで用いる頭蓋骨を固定する手法（frame based）ではなく　頭蓋骨の動きをX線画像で追跡する（image guided）ことで、頭蓋骨と腫瘍との位置関係を把握し正確に放射線治療を遂行しようとしています（skull tracking）。これを基本原理として、1994年よりスタンフォード大学病院へ導入され、まず脳や頭頸部の治療を開始しました。

　しかし、治療の対象となる腫瘍は脳や頭頸部だけでなく、むしろ体幹部と呼ばれる頸部、胸部、腹部、骨盤部に多くみられ、この部位の腫瘍の治療手段のためskull trackingに代わる手段の開発がなされていました。これらの部位は脳のように頭蓋骨で囲まれていないため、基準となる画像で捉えることのできる骨構造としては正中にある脊椎が選ばれました。脊椎は関節で頸椎、胸椎、腰椎、仙椎と関節で連続した構造ですが、頭蓋骨のように一つの塊ではなく一つ一つが少しずつ別々に動くため、頭蓋骨と同じようにそれらの動きを考慮して位置の補正をしてゆく計算は複雑を極めたようです。この個々の脊椎の動きを考慮して追跡（tracking）し、正確に体幹部の腫瘍との関係を認識して治療するための基本的なソフトがやっと完成したとき、これを聞いたAdler教授は"excellent"、"exciting"と大喜びしたそうで、この治療ソフトはこれをもじってXsight® Spine Tracking Systemと命名されたそうです。

　この脊椎の動きを追跡して、体幹部の病変との関係を認識して治療を遂行する革命的なソフトの開発は、脳、頭頸部だけを治療対象としていた定位放射線治療を全身に応用する大きな幕開けの第一歩になりました。2001年に米国FDAよりで体幹部治療が認可され、2004年にXsight® Spine Tracking SystemもFDAより認可されています。

　日本では体幹部の治療は2008年より保険治療が認められています。今後の治療経験の集積で、その有効性がさらに明らかになり発展してゆくことが期待されます。

4 腹部

1 腹部傍大動脈リンパ節転移（胃がん術後） 40代男性

症状：7年前の夏、噴門部胃がんにて胃を全摘し、あわせて下部食道や脾臓、胆嚢など周辺臓器も含め摘出する大きな手術を遠隔地の病院で受けました。その1年後、腹部の大動脈傍のリンパ節転移がみつかり、継続して同院でいくつかの化学療法が繰り返し行われました。しかし2年半前に、その腹部リンパ節転移が巨大に増大し、治療が困難を極めたことから、現状に代わる治療を求めて診療情報を持って当院へ初診されました。

治療経過：当患者は腹部の膨満感を自覚していました。PETCTで全身状態を評価したところ、腹部大動脈の両側に大きなリンパ節転移を確認したものの、他に転移病巣は確認できませんでした（Fig.1）。通院で左のより大きなリンパ節を12日間12分割（Fig.4）で、右のリンパ節を7日間7分割（Fig.5）で、それぞれサイバーナイフの定位放射線治療を実施しました。

治療後：当患者は転勤になったこともあり新たな病院で化学療法を再開しつつ、経過観察を行いました。1年6ヵ月後には縮小しきれない大動脈左のリンパ節（Fig.2）について、サイバーナイフ治

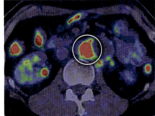

(Fig.1) 治療前のPETCT

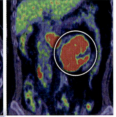

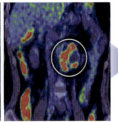 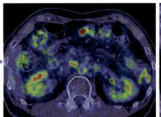 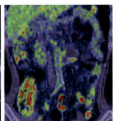

(Fig.2) 治療から1年6ヵ月後のPETCT。残存する左傍大動脈リンパ節がみられる

(Fig.3) 最近のPETCT。左右の傍大動脈リンパ節転移はほぼ縮小退縮を示した

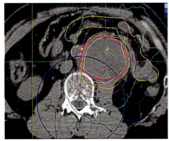 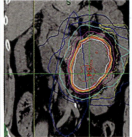 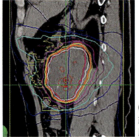

(Fig.4) CT治療計画図。赤い線で囲まれた部分が左傍大動脈リンパ節転移

療を15日間15分割で追加しました（Fig.6）。追加治療後の最近のPETCTでは、両側のリンパ節転移は消失しているのが確認されています（Fig.3）。

現在は日常生活に異常はなく、通常の会社勤務に復しています。

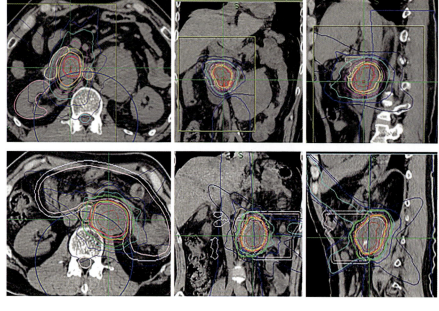

（Fig.5）CT治療計画図。赤い線で囲まれた部分が右傍大動脈リンパ節転移

（Fig.6）CT治療計画図。赤い線で囲まれた部分が残存する左傍大動脈リンパ節転移

2　肝細胞がんの手術後再発　50代男性

症状：3歳のとき、ヤケドで皮膚移植を受けてその際、輸血を受けたことがありました。25歳のとき、採血で肝機能障害を指摘され治療を受けましたが、その後、C型肝炎と診断されました。3年前の2月、超音波検査で肝腫瘍を指摘され、3月に肝細胞がんの診断に至り、前医外科で開腹による摘出手術が行われました。摘出がんの組織診断は肝細胞がんと胆管細胞がんの混合型と判明しまし

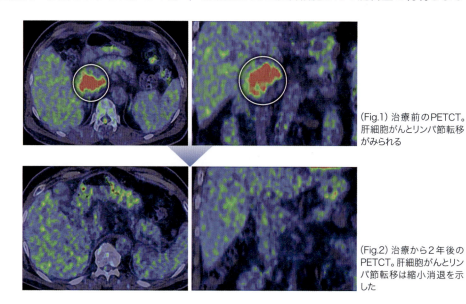

（Fig.1）治療前のPETCT。肝細胞がんとリンパ節転移がみられる

（Fig.2）治療から2年後のPETCT。肝細胞がんとリンパ節転移は縮小消退を示した

た。その後、経過観察していましたが、翌年2月、今度は腹部リンパ節転移が疑われPETCT（Fig.1）を撮ると、術後の肝がん再発に腹部リンパ節転移を伴うと診断されました。本人と家人は腫瘍をサイバーナイフで治療することを希望され、紹介されて来院されました。

治療経過：2年前の6月、CTによる治療計画（Fig.3）の後、腹部の肝がんとリンパ節転移は2つをあわせて12日間12分割で通院にて治療を行いました。

治療後：治療後の不都合は特別なく、前医にて再び経過観察が行われています。2年後の追跡PETCT（Fig.2）では、腹部の病変は消失した状態を持続しており、経過良好であることが確認されました。本人はサイバーナイフの治療で通院中も含めて現在まで、一貫して変わらず、自営のレストランの開店営業を続けています。

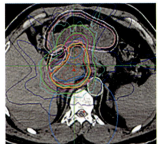 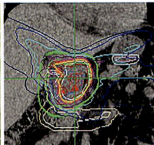 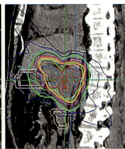

(Fig.3) CT治療計画図。赤い線で囲まれた部分が肝細胞がんとリンパ節転移を示す

3 大腸がん術後、右副腎転移　60代女性

症状：5年前に大腸がんの手術を受けて総合病院で経過をみていましたが、定期検査で脳転移、副腎転移を指摘されて治療のため紹介され当院に来院されました。

治療経過：PETCT（Fig.1）で副腎転移を確認し、CT治療計画（Fig.3）を作成して、5日間5分割で治療を実施しました。

治療後：総合病院へ戻り化学療法を継続していますが、10ヵ月後のPETCT（Fig.2）で、副腎転移はほぼ縮小消退していることが確認されました。

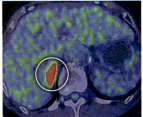 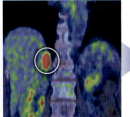

(Fig.1) 治療前のPETCT。右副腎転移がみられる

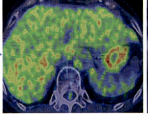 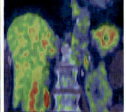

(Fig.2) 治療から10ヵ月後のPETCT。右副腎転移はほぼ縮小消退を示した

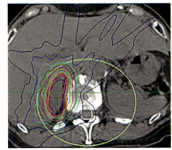 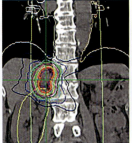 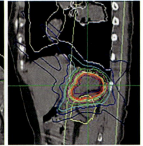

(Fig.3) CT治療計画図。赤い線で囲まれている部分が右副腎を示す

4 腎がん術後、傍大動脈リンパ節転移 60代男性

症状：肝硬変にて総合病院で経過観察を受けていましたが、CT検査で右腎がんが偶然にみつかり、大学病院へ移り右腎がんの摘出手術を受けました。術後経過で下大静脈の裏にリンパ節転移が出現し、次第に増大してきました。分子標的薬の化学療法を加えるもリンパ節転移は増大するため、治療の相談のため当院へ来院されました。

治療経過：PETCT（Fig.1）で病変を確認し、CT治療計画（Fig.2）を作成して、7日間7分割によるサイバーナイフ治療を実施しました。

治療後：治療後も引き続き内科医により追跡が続けられていますが、治療から1年6ヵ月後のMR（Fig.4）でリンパ節転移は、縮小退縮傾向を示していることが確認されました。

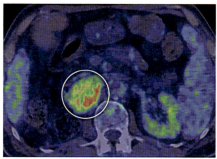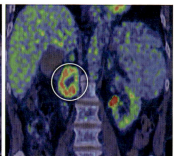

（Fig.1）治療前のPETCT。右傍大動脈リンパ節転移がみられる

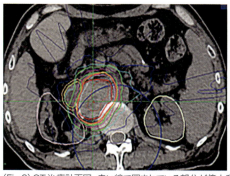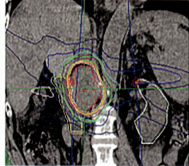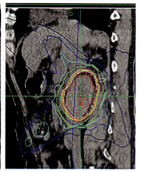

（Fig.2）CT治療計画図。赤い線で囲まれている部分が傍大動脈リンパ節転移を示す

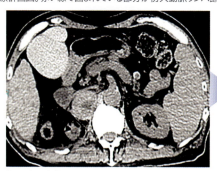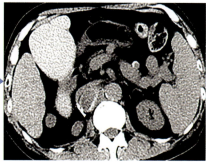

（Fig.3）治療前のMR

（Fig.4）治療から1年6ヵ月後のMR。腫瘍の縮小傾向がみえる

5 胆管がん術後、肝転移、肋骨転移　80代女性

症状：4年前に胆管がんについて摘出手術を受けて、術後は内服薬による化学療法を続けていました。手術から2年後に肝転移が明らかになりますが、再手術を希望しないためサイバーナイフ治療のため、紹介されて当院へ来院されました。

治療経過：前医のPETCT（Fig.1）を参照し、CT治療計画（Fig.3）を作成して、治療は5日間5分割で実施しました。治療3ヵ月後にPETCT（Fig.2）で肝転移は縮小が確認されましたが、今度は診察で側腹部が膨隆していることがわかったことから、PETCT（Fig.4）で肋骨転移と同定され、これもCT治療計画（Fig.6）を作成して、3日間3分割でサイバーナイフ治療を実施しました。

治療後：この肋骨転移は4ヵ月後、ほぼ縮小消退していることが確認されています（Fig.5）。

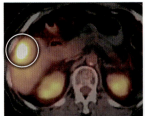
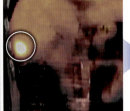

(Fig.1) 治療前のPETCT。肝転移がみられる

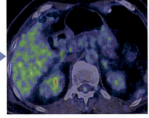
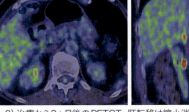

(Fig.2) 治療から3ヵ月後のPETCT。肝転移は縮小消退を示した

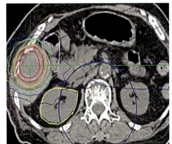
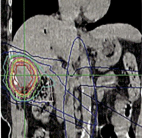
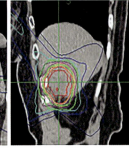

(Fig.3) CT治療計画図。赤い線で囲まれている部分が肝転移を示す

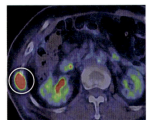
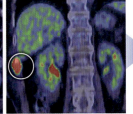

(Fig.4) 治療前のPETCT。肋骨転移がみられる

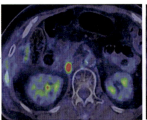

(Fig.5) 治療から4ヵ月後のPETCT。肋骨転移は縮小消退傾向を示した

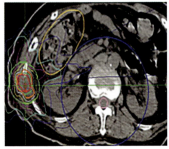
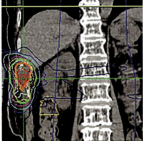
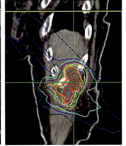

(Fig.6) CT治療計画図。赤い線で囲まれている部分が肋骨転移を示す

6 腎がん 腰椎転移

60代女性

症状：大きな頭蓋底腫瘍について治療を求めて脳神経外科に来院されました。

治療経過：この頭蓋底腫瘍は、腎がんが原発の転移性腫瘍であることがPETCTで判明したので、手術に代えてサイバーナイフの治療を実施することになりました。頭蓋底転移性腫瘍の治療の後、併せて激しい腰痛を訴える腰椎転移（Fig.1）についても、引き続きサイバーナイフの治療を実施するべくCT治療計画（Fig.3）を作成し、治療は7日間7分割で実施しました。また最後に、多発骨転移をすでにきたしている原発腎がんについては手術の適応はないとの結論に至り、右腎がん（Fig.4）についてもCT治療計画（Fig.6）を作成し、10日間10分割で治療を実施しました。

治療後：治療後、自宅近くの総合病院泌尿器科にて化学療法を実施していますが、治療から5ヵ月後のPETCT（Fig.2,5）では腰椎転移、原発の腎がんともに縮小退縮傾向を示しています。

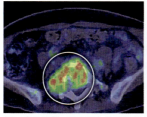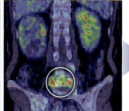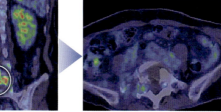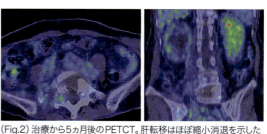

（Fig.1）治療前のPETCT。腰椎転移がみられる

（Fig.2）治療から5ヵ月後のPETCT。肝転移はほぼ縮小消退を示した

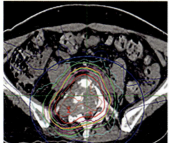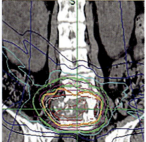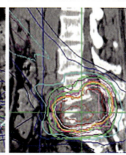

（Fig.3）CT治療計画図。赤い線囲まれた部分が腰椎転移を示す

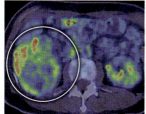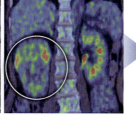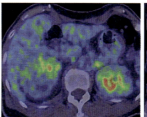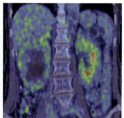

（Fig.4）治療前のPETCT。右の大きな、原発の腎がんがみられる

（Fig.5）治療から5ヵ月後のPETCT。原発の右腎がんは縮小消退傾向を示した

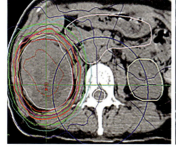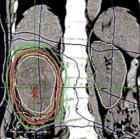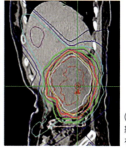

（Fig.6）CT治療計画図。赤い線で囲まれた部分が右腎がんを示す

7 腰椎転移（乳がん） 60代女性

症状：6年前に左乳がん切除手術を受け、5年経過して腰背部痛が6ヵ月前より出現し続くようになりました。次第に両方の下腿もしびれるようになってきたことから、整形外科を受診して、乳がんの第2腰椎への骨転移と診断され、ホルモン剤など化学療法の治療が開始されました。この部分の局所治療を求めて家人に伴われて当院へ来院されました。

治療経過：PETCT（Fig.1）により、第2腰椎全体に転移がみられたので、CT治療計画（Fig.3）を作成し、5日間5分割で治療を実施しました。

治療後：ほどなく疼痛は和らぎ、治療10ヵ月後のPETCT（Fig.2）で腫瘍が縮小消退していることが確認されました。

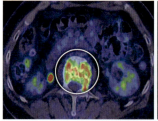 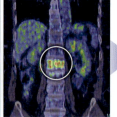

(Fig.1) 治療前のPETCT。第2腰椎に腰椎転移がみられる

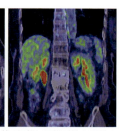

(Fig.2) 治療から10ヵ月後のPETCT。第2腰椎に腰椎が縮小退縮をみせた

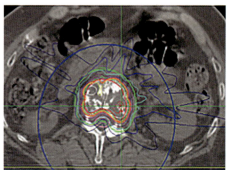 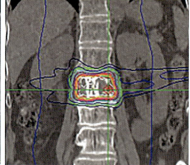 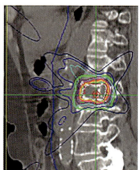

(Fig.3) CT治療計画図。赤い線で囲まれている部分が腰椎転移を示す

8 大腸がん 副腎転移 50代男性

症状：3年前に直腸がんで直腸切断手術を受けましたが、しばらくして肺転移がみられ化学療法を開始しました。その後、内視鏡による肺転移摘出術が行われました。しかし、疼痛を伴う肋骨転移や副腎転移がみられたことから、放射線による局所治療を求めて当院へ来院されました。

治療経過：PETCT（Fig.1）で大きな左副腎転移がみられたので、CT治療計画（Fig.3）を作成し、10日間10分割によるサイバーナイフ治療を実施しました。

治療後：治療から5ヵ月後のPETCT（Fig.2）では、左副腎転移は縮小退縮傾向をみせています。

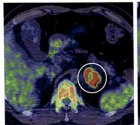 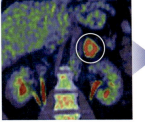 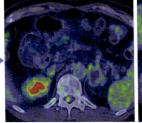 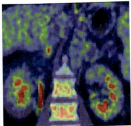

(Fig.1) 治療前のPETCT。左副腎転移がみられる

(Fig.2) 治療から5ヵ月後のPETCT。左副腎転移はほぼ縮小退縮を示した

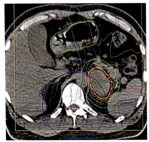 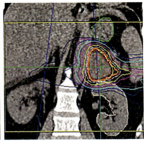 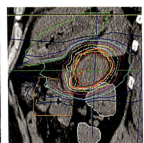

(Fig.3) CT治療計画図。赤い線で囲まれている部分が左副腎転移を示す

9 耳下腺がん 肝転移　　50代女性

症状：5年前に耳下腺がんの摘出手術を受けましたが、その後、頬骨や下顎骨に局所再発のための治療を受けていました。

治療経過：3年前に頭蓋底転移について一度、当院にてサイバーナイフの治療を実施しています。今回は定期的な検査で肝転移がみつかり、治療のため来院されました。前医のPETCT（Fig.1）で肝転移を確認し、CT治療計画（Fig.3）を作成したのち、5日間5分割でサイバーナイフ治療を実施しました。

治療後：治療後1年のPETCT（Fig.2）で、肝転移はほぼ縮小消退していることが確認されました。

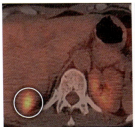 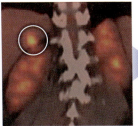 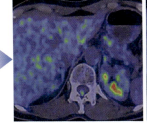 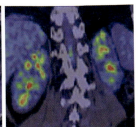

(Fig.1) 治療前のPETCT。肝転移がみられる

(Fig.2) 治療から1年後のPETCT。肝転移はほぼ縮小消退を示した

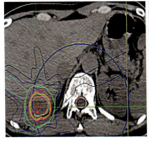 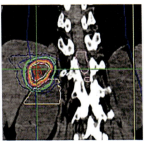 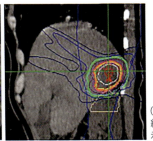

(Fig.3) CT治療計画図。赤い線で囲まれた部分が肝転移を示す

10 乳がん 肝転移

40代女性

症状：5年前に右乳がんについて化学療法を半年間施行した後、右乳房全摘と腋窩リンパ節郭清の手術を受けました。乳がんは浸潤性乳管がんで、エストロゲンとプロゲストロンの女性ホルモンに反応性がみられました。術後、ホルモン治療が行われましたが、3年後に肝転移と腋窩リンパ節転移の再発が認められました。転移した病変について、治療を求めて当院へ来院されました。

治療経過：PETCT（Fig.1,3）により肝転移を2ヵ所、腋窩リンパ節転移を3ヵ所確認し、CT治療計画（Fig.5,6）を作成しました。肝転移の2ヵ所についてはそれぞれ、5日間5分割で治療を実施しました。

治療後：紹介先の乳腺外科でホルモン治療が継続されました。治療から5ヵ月後のPETCT（Fig.2,4）ではいずれの病変も、ほぼ縮小消退を示しています。

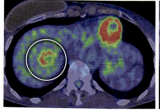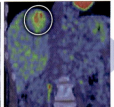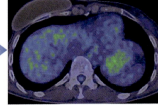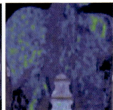

（Fig.1）治療前のPETCT。肝転移がみられる

（Fig.2）治療から5ヵ月後のPETCT。肝転移はほぼ縮小消退した

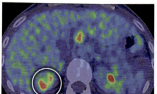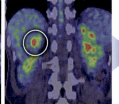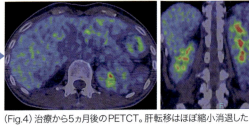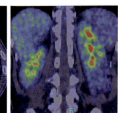

（Fig.3）治療前のPETCT。肝転移がみられる

（Fig.4）治療から5ヵ月後のPETCT。肝転移はほぼ縮小消退した

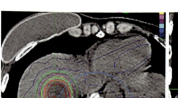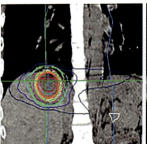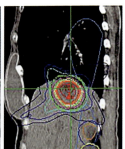

（Fig.5）CT治療計画図。赤い線で囲まれた部分が肝転移を示す

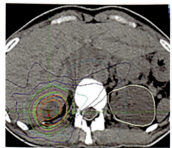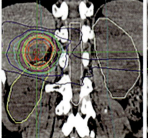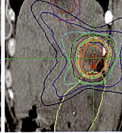

（Fig.6）CT治療計画図。赤い線で囲まれた部分が肝転移を示す

11 腎がん 腹部リンパ節転移

70代男性

症状：5年前に血尿によって発見された左腎がんを、総合病院にて左腎摘出手術が行われました。その後、リンパ節転移がみられ、分子標的薬で治療を続けていましたが奏功せず、さらに腰椎転移により、強い腰痛を伴うようになってきました。そこで、放射線治療を考慮して相談に当院へ来院されました。

治療経過：PETCT（Fig.1）で疼痛を伴う腰椎転移と、それに隣接する部位に傍大動脈リンパ節転移を認めました。そこでCT治療計画（Fig.3）を作成し、外来通院にて10日間10分割によるサイバーナイフ治療を実施しました。

治療後：治療から5ヵ月後のPETCT（Fig.2）では、腰椎転移、傍大動脈リンパ節転移の双方ともに縮小消退傾向が明らかになりました。疼痛はほぼ消失し、改善しています。

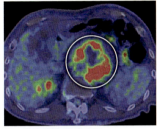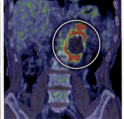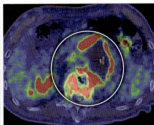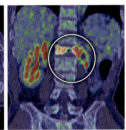

(Fig.1) 治療前のPETCT。腰椎転移と傍大動脈リンパ節転移がみられる

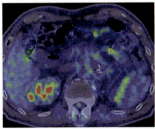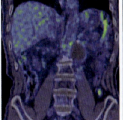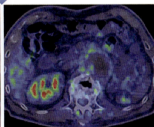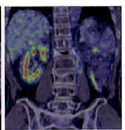

(Fig.2) 治療から5ヵ月後のPETCT。腰椎転移と傍大動脈リンパ節転移は縮小消退を示した

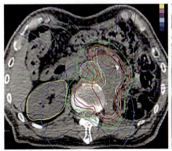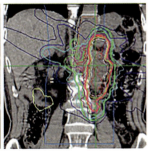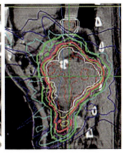

(Fig.3) CT治療計画図。赤い線で囲まれた部分が腰椎転移と傍大動脈リンパ節転移を示す

12 腹腔内転移（血管周囲腫）

40代男性

症状：12年前に、頭皮に膨隆する腫瘍を発症し、摘出手術が行われましたが、そこで血管周囲腫と診断されました。その4年後より時々、頭蓋内、脊椎、腹腔内に腫瘍が発生するため、その都度摘出あるいは定位放射線治療などを実施してきました。今回は左下腹部に定期的な検査により腫瘍がみら

れるため、治療を予定して当院へ来院されました。

治療経過：治療前のPETCT（Fig.1）では、左下腹部の腹腔に腫瘍がみられました。そこでCT治療計画（Fig.3）を作成し、サイバーナイフ治療を10日間10分割で実施しました。

治療後：治療から3年後のPETCT（Fig.2）では、腫瘍は著しく縮小退縮傾向をみせているのが確認できました。

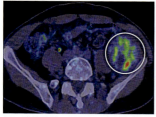
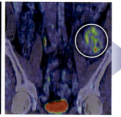

(Fig.1) 治療前のPETCT。左下腹部の腹腔内に腫瘍がみられる

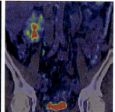

(Fig.2) 治療から3年後のPETCT。左下腹部の腹腔内腫瘍は縮小消退傾向をみせた

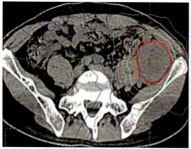
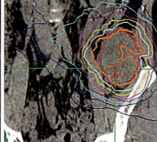
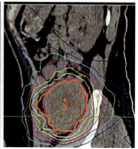

(Fig.3) CT治療計画図。赤い線で囲まれた部分が腹腔内腫瘍を示す

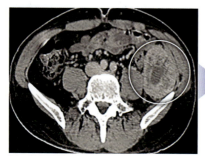

(Fig.4) 治療前のCT

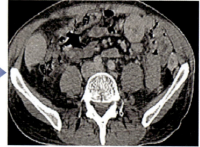

(Fig.5) 治療後のCT。腫瘍は治療後に縮小退縮をみせている

13 肝細胞がん 傍大動脈リンパ節転移　70代男性

症状：20年前にC型肝炎の指摘を受けたことから、大学病院で経過観察を続けていました。4年前に肝細胞がんがみつかり、ラジオ波による治療や血管内塞栓治療を受けていました。経過中に撮ったCTに後腹膜に腫瘤がみられたことから、紹介されて当院へ来院されました。

治療経過：PETCT（Fig.1）では大きな傍大動脈リンパ節転移がみられました。CT治療計画（Fig.5）を作成し、8日間8分割によるサイバーナイフ治療を実施しました。

治療後：治療から5ヵ月後のPETCT（Fig.2）およびCT（Fig.4）では、傍大動脈リンパ節転移は治療前（Fig.3）と比べて明らかに縮小退縮を示しているのが確認されました。

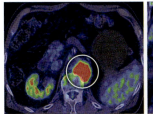 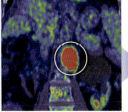 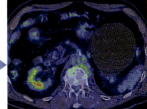 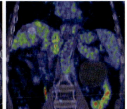

(Fig.1) 治療前のPETCT。腹部大動脈の傍に大きな腫瘍がみられる

(Fig.2) 治療から5ヵ月後のPETCT。腹部大動脈の傍の腫瘍はほぼ縮小消退傾向を示した

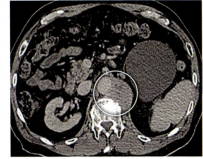 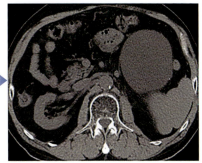

(Fig.3) 治療前のCT

(Fig.4) 治療から5ヵ月後のCT。腹部大動脈の傍にみられた大きな腫瘍が縮小消退を示している

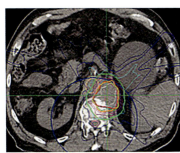 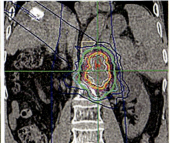 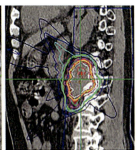

(Fig.5) CT治療計画図。赤い線で囲まれた部分が傍大動脈リンパ節転移を示す

14 膵臓がん　　60代男性

症状：しばらく前から糖尿病であることは認知していました。年明けより、気にしていた糖尿病の治療を始めましたが、4月頃になると、からだのだるさ、食思不振、腹痛が顕著になってきたので、大学病院で諸検査を実施しました。結果、CTによって膵臓がんであることが判明しました。組織検査は実施されませんでしたが、内服薬による化学療法が開始されました。そこでサイバーナイフ治療の相談のため、診療情報を持って当院へ来院されました。

治療経過：PETCT（Fig.1）では膵体部に腫瘍がみられ、内服治療の始まった膵臓がんと思われました。CT治療計画（Fig.3）を作成し、サイバーナイフ治療は7日間7分割で、自宅から通院というかたちで実施しました。

治療後：治療から6ヵ月後に、胃潰瘍による吐血、嘔吐のため入院を要しました。治療から1年後のPETCT（Fig.2）では、腫瘍は縮小消退傾向を示していることが確認されました。なお、腫瘍と近接した胃粘膜がサイバーナイフ治療により、炎症を起こして胃潰瘍を惹起したことも考えられました。

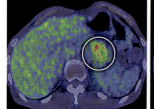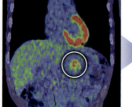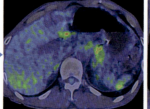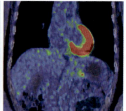

(Fig.1) 治療前のPETCT。膵体部に腫瘍がみられる

(Fig.2) 治療から1年後のPETCT。膵体部腫瘍は縮小消退傾向を示した

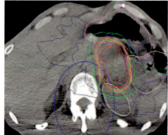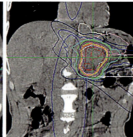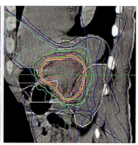

(Fig.3) CT治療計画図。赤い線で囲まれた部分が膵体部がんを示す

15 甲状腺濾胞がん　腰椎転移　40代男性

症状：甲状腺がんの診断のため、大学病院で摘出手術が行われました。その後の治療を継続実施している専門の病院より、腰痛が伴うことから腰椎転移がみつかり、その治療のため当院へ来院されました。

治療経過：PETCT（Fig.1）で転移性腫瘍を確認し、CT治療計画（Fig.3）を作成して、3日間3分割によるサイバーナイフ治療を実施しました。

治療後：3ヵ月後のPETCT（Fig.2）によると、腰椎椎体の転移性腫瘍はほぼ縮小消退を示しており、また、疼痛も早い時期に緩和されたことが確認できました。

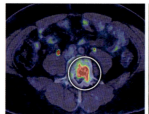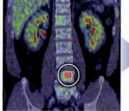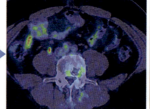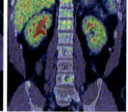

(Fig.1) 治療前のPETCT。膵体部に腫瘍がみられる

(Fig.2) 治療から3ヵ月後のPETCT。膵体部腫瘍は縮小消退傾向を示した

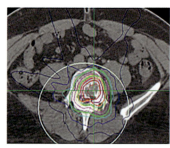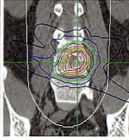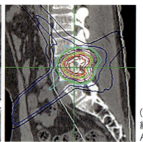

(Fig.3) CT治療計画図。赤い線で囲まれた部分が膵体部がんを示す

column

領域の放射線治療と
定位放射腺治療

　乳がんの治療は多くの例で、まず乳がんを摘出手術してその後、残された乳腺の領域に放射線を予防的に照射します。時にはリンパ節転移が強く疑われる腋窩（脇の下）領域や鎖骨窩領域など周辺を含めて放射線を照射します。これらを乳房照射と呼んでいます。

　卵巣がんや子宮がんでは手術でがんを摘出した後に、骨盤内のリンパ節転移など周辺の領域にがん転移が疑われるときは骨盤照射というこの領域の放射線照射をします。血流の多い脳に体幹部に原発したがんが血流にのって脳に転移することも稀ではありません。このときには全脳照射と呼ぶ脳全体を含めた領域に放射線照射をすることになります。それ以外にも同じように、肺がんや食道がんのときに周辺の縦隔リンパ節の領域、頭頸部のがんについて頸部リンパ節領域を含めて放射線治療が実施されます。

　これらはいずれも治療経験の実績に基づいて、追加することで治療成績と生命予後を改善する決定的な手段として確立され、標準的な手法となっています。がん細胞がその領域に散在して存在しているであろうことを想定して行う治療法です。この方法が次第に洗練され発展したものがIMRT（intensity modurated radiotherapy）と呼ばれる治療法になります。

　一方、定位放射線治療は、CTやMRあるいはPETCTといった画像で、がん、腫瘍の存在を確定し、それだけを標的にして放射線をできるだけ正確に照射しようとする方法といえます。「image guided radiotherapy」（IGRT）という概念に相応する治療法で、予防的に周辺領域を対象としないことを原則にしている治療法といえます。あるいは、ごく限られた病変を対象とするIMRTといえるかもしれません。

　通常の領域の放射線治療ではCTやMRの画像を撮るときに造影剤を用いないことが珍しくありませんが、定位放射線治療では原則として、造影剤を用いて標的の腫瘍を可能な限り描出するように努めることになります。からだ全体の中で、標的はどれで、どこに、いくつあるのかを確実にするために、PETCTの登場頻度もおのずと多くなることになります。

5 骨盤内

1 前立腺がん
60代男性

症状：一昨年夏より、自宅の近くの総合病院泌尿器科で、PSA値が66〜67ng/mlと異常に高く前立腺の生検検査をすすめられていましたが自覚症状に乏しく、気にしながらも放置していました。昨年1月、PSA値が77ng/mlとさらに上昇したため、3月になり別の病院の泌尿器科を受診し、前立腺の生検検査を受けました。結果は10ヵ所のうち2ヵ所からがん細胞がみつかり、グリソンスコア5+4=9でいわゆる高リスク群の前立腺がんと診断されました。治療法を説明された後、サイバーナイフの治療経験のある知人の話を聞いて、診療情報を持って当院へ来院されました。

治療経過：PETCT（Fig.1）、MRで画像を再評価しました。サイバーナイフの定位放射線治療を実施する予定とし、泌尿器科により局所麻酔下に前立腺の左右にそれぞれ1個、小さな金マーカーの

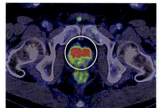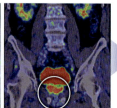

（Fig.1）治療前のPETCT。前立腺全体に腫瘍を示す集積がみられる

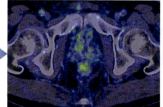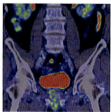

（Fig.2）治療から3ヵ月後のPETCT。前立腺の異常集積はほぼ消失した

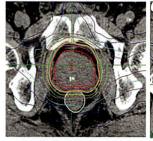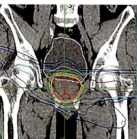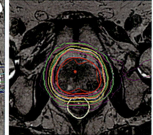

（Fig.3）CT治療計画図。赤い線で囲まれた部分が前立腺がんを示す　隣接する膀胱や直腸も正常組織として囲まれている

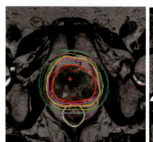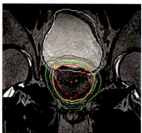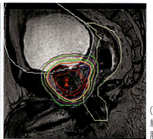

（Fig.4）MR治療計画図。赤い線で囲まれている部分が前立腺がんを示す

留置が行われました。その後、CTとMRによる治療計画を済ませ（Fig.3,4）、通常は通院で実施している治療を、遠隔地からの来院のため入院してサイバーナイフを実施しました。治療前の金マーカー留置時のPSA値は101ng/mlまで上昇していました。

治療後：治療から3ヵ月後のPETCT（Fig.2）によると、前立腺がんはほぼ消失消退したことが確認されました。PSAは0.7と正常化を示しています。その後は、地元の泌尿器科へ戻り経過観察を続けています。

2 直腸がん骨盤内再発残存　70代男性

症状：5年前に自宅から近い大学病院の外科で直腸がんの手術を受けて以来、経過観察をしていました。本来、手術後の抗がん剤治療をすべきでしたが、何らかの理由で実施されませんでした。2年後に腫瘍マーカーのCA19-9が51.2と上昇したことからCTを撮ると、骨盤内底部に結節を形成する腫瘍再発が確認されました。再度の手術治療をすすめられましたが、本人や家人がそれを望まないこと、代わる治療を求めたことから、紹介されて当院へ来院されました。

治療経過：PETCT（Fig.1）で全身と局所の確認をし、CT治療計画（Fig.3）を作成したのち、サイバーナイフ治療を短期入院にて5日間5分割で実施しました。

治療後：退院して自宅に戻り、前医にて引き続き経過観察を続けています。治療から1年が経過した後のPETCT（Fig.2）では、腫瘍が縮小していることが確認されました。現在も経過観察中です。

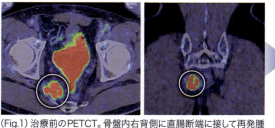

(Fig.1) 治療前のPETCT。骨盤内右背側に直腸断端に接して再発腫瘍がみられる

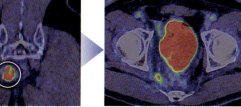

(Fig.2) 治療から1年後のPETCT。再発腫瘍は縮小退縮を示している

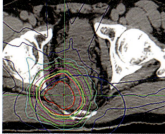 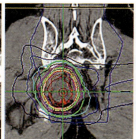 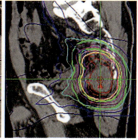

(Fig.3) CT治療計画図。赤い線で囲まれた部分が骨盤内再発腫瘍を示す

3 原発不明がん（鼠径部）　80代女性

症状：以前より左鼠径部の盛り上がる病変について、地元の総合病院で婦人科・皮膚科・乳腺外科で治療と検査を受けていましたが、原発がんは不明でした。皮膚科での組織検査で転移性腺がんと診断されました。ゆっくりと増大を続け、次第にチクチクと疼痛も強くなってきて痛み止めの服用も始めました。家人に伴われて治療の相談に来院しました。

治療経過：疼痛に加えて左下腿に強い浮腫がみられました。婦人科や大腸・直腸の各科の再度の診察を受けながらPETCT（Fig.1）を撮り、局所のCT治療計画（Fig.3）を作成しました。サイバーナイフ治療は10日間10分割で実施しました。

治療後：鼠径部の盛り上がりは平坦化し、治療から5ヵ月後のPETCT（Fig.2）でも治療部位は縮小退縮傾向を示しました。

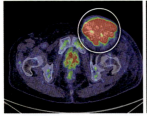 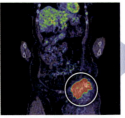 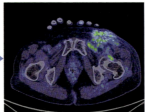 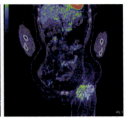

(Fig.1) 治療前のPETCT。右鼠径部に大きな盛り上がる腫瘍がみられる

(Fig.2) 治療から5ヵ月後のPETCT。右鼠径部の腫瘍は縮小退縮を示した

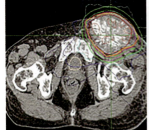 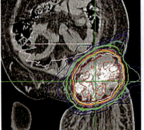 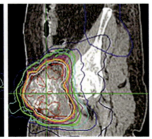

(Fig.3) CT治療計画図。赤い線で囲まれた部分が腫瘍を示す

4 脊索腫（仙骨部）　70代女性

症状：5年前より排便や排尿が困難になってきたという自覚がありました。時には出にくいだけでなく、漏らしてしまうことも起こるようになりました。また、殿部や仙骨部の激しい痛みも生じるようになりました。近くの整形外科を受診したところ、坐骨神経痛との診断を受けました。その後の6ヵ月で、次第に足が前に出にくくなり、加えて足のしびれも増すようになり、夜休むときにも仰臥位がとれなくなりました。CT検査の結果、仙骨部に腫瘍があることが判明し、さらにMR、PETCT

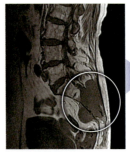 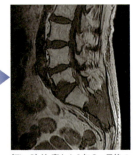

(Fig.1) 治療前のMR 仙骨部の脊索腫がみられる

(Fig.2) 治療から1年8ヵ月後のMR。仙骨部の脊索腫の体積は縮小傾向がみられた

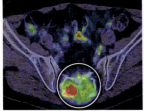 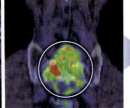 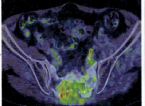 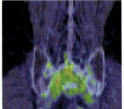

(Fig.3) 治療前のPETCT。仙骨部に大きな脊索腫がみられる

(Fig.4) 治療から1年4ヵ月後のPETCT。脊索腫は残存するも縮小退縮の傾向をみせた

にて悪性腫瘍と診断されたことから、大学病院の整形外科を紹介されました。大学病院では生検が行われ、脊索腫と診断が確定しました。腫瘍は大変大きく、手術治療は困難なことから重粒子治療や通常の放射線治療が検討されましたが、3年前に紹介されてサイバーナイフ治療の相談のため当院へ来院されました。

治療経過：PETCT（Fig.3）によると、仙骨部に骨破壊を伴って不正な形をした悪性腫瘍が存在していました。CT治療計画（Fig.5）を作成し、8日間8分割のサイバーナイフ治療を実施しました。

治療後：治療から1年4ヵ月後のPETCT（Fig.4）によると、腫瘍は縮小の傾向を示していました。治療前のMR（Fig.1）と治療から1年8ヵ月後のMR（Fig.2）を比較すると、腫瘍の縮小傾向がみられることがわかります。

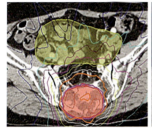
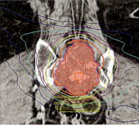
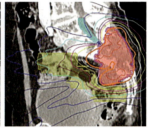

(Fig.5) CT治療計画図。赤い線で囲まれた部分が腫瘍を示す

5 子宮体がん再発　　80代女性

症状：5年前の6月に不正性器出血で近くの総合病院婦人科を受診し、子宮内膜組織検査で子宮体がん（腺がん）と診断され、そのまま7月に腹式単純子宮全摘、両側付属器（卵巣）切除、骨盤内リンパ節郭清を受けました。術後は年齢を考慮して抗がん剤の化学療法は実施されませんでした。1年後の6月にはCT検査で骨盤内腫瘍がみつかり、再発と診断されました。4年前の7月、家人と相談し、サイバーナイフ治療の相談のため来院されました。

治療経過：PETCT（Fig.1）で骨盤内の左側に再発腫瘍が確認されました。治療計画（Fig.3）を済

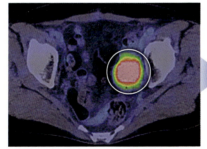

(Fig.1) 治療前のPETCT。骨盤内左側部に再発腫瘍がみられる

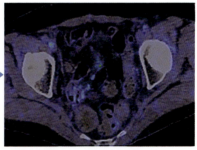

(Fig.2) 治療から5ヵ月後のPETCT。骨盤内腫瘍はほぼ縮小退縮を示した

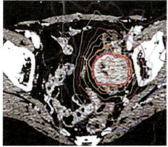
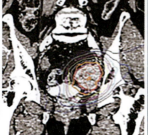
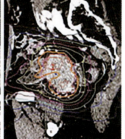

(Fig.3) CT治療計画図。赤い線で囲まれている部分が腫瘍を示す

ませ、10日間10分割で治療は実施されました。
治療後：5ヵ月後には、PETCT（Fig.2）で腫瘍の消失傾向が確認されました。4年後の今年も再来院されましたが、PETCTで再発のないことを確認しています。

6 仙椎転移（直腸がん） 70代女性

症状：大腸がんの手術治療後、肺転移、骨転移について化学療法が行われてきましたが、腫瘍マーカーが上昇し、激しい臀部痛で歩行が困難になったことから、車いすで当院へ来院されました。

治療経過：PETCT（Fig.1）では仙骨部に大きな骨転移がみられ、これが疼痛の原因と考えられました。CT治療計画（Fig.3）を作成し、サイバーナイフの治療は5日間5分割で実施しました。

治療後：ほどなく疼痛は緩和され、歩行も可能となりました。治療から7ヵ月後のPETCT（Fig.2）では、仙骨部の転移性腫瘍は縮小退縮が確認されました。

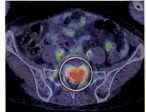
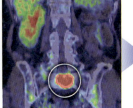
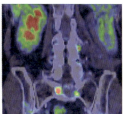

(Fig.1) 治療前のPETCT。仙骨部に大きな転移性腫瘍がみられる

(Fig.2) 治療から7ヵ月後のPETCT。仙骨部転移性腫瘍は縮小退縮を示した

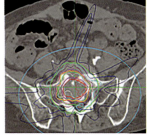
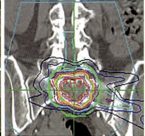
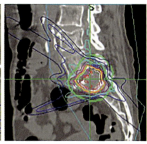

(Fig.3) CT治療計画図。赤い線で囲まれている部分が仙骨の転移性腫瘍を示す

7 子宮頸がん再発（膣がん） 80代女性

症状：18年前に子宮頸がんの摘出手術を受け、術後は放射線で25回の骨盤照射治療が追加されました。その後、良好な経過をたどっていましたが、5年前、子宮頸がん膣部再発をきたし、局所の小

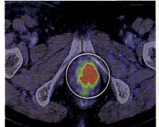
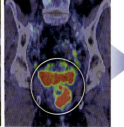
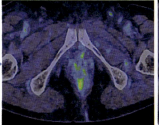
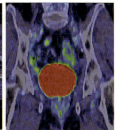

(Fig.1) 治療前のPETCT。子宮頸がんの膣内再発がみられる

(Fig.2) 治療から1年後のPETCT。再発腫瘍は縮小退縮を示した

線源放射線治療やレーザー治療が行われたことにより、事なきを得ました。2年前に子宮頸がん膣内再発をきたし、腫瘍マーカーも上昇が認められたことから、サイバーナイフの治療のため当院へ来院されました。

治療経過：治療前のPETCT（Fig.1）によると、子宮頸がんの膣内再発がみられました。CT治療計画（Fig.3）を作成し、治療は10日間10分割で実施しました。

治療後：治療後は経過良好で、1年後のPETCT（Fig.2）では治療部位の腫瘍は縮小傾向をみせていました。

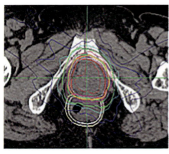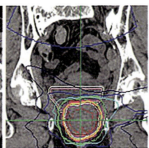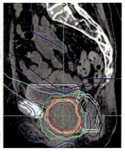

(Fig.3) CT治療計画図。赤い線で囲まれた部分が膣内に再発した子宮頸がんを示す

8 直腸がん再発　50代男性

症状：血便により直腸がんが発見され、6ヵ月前に手術治療を受けて人工肛門が造設されました。術後、経過観察を続けていましたが、採血の結果やPETCTで直腸断端再発が指摘されました。糖尿病で腎機能低下が著しく、透析の必要な時期が迫っていたので、化学療法は避けてサイバーナイフの治療のため、当院を紹介されて来院されました。

治療経過：PETCT（Fig.1）で直腸がんの術後断端の左側に断端部再発がみられました。CT治療計画（Fig.3）を作成し、治療は5日間5分割で実施しました。

治療後：治療から3ヵ月後のPETCT（Fig.2）によると、再発腫瘍はほぼ縮小退縮を示していることが確認されました。

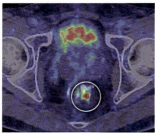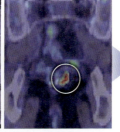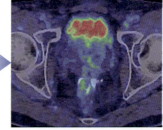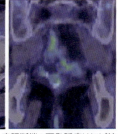

(Fig.1) 治療前のPETCT。直腸がん術後断端部左に再発がみられる

(Fig.2) 治療から3ヵ月後のPETCT。直腸断端の再発腫瘍はほぼ縮小退縮した

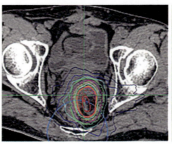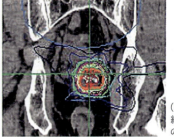

(Fig.3) CT治療計画図。赤い線で囲まれた部分が直腸がんの再発腫瘍を示す

第2部 ▶ サイバーナイフの治療例

9 子宮体がん 骨盤内再発　70代女性

症状：4年前の夏、子宮体がんの診断を受けたことから大学病院で摘出手術を受けました。年齢などを考慮して化学療法は控え、経過をみていました。経過は良好でしたが、他の病院で撮ったCTで骨盤内右側に再発腫瘍がみられることを指摘されました。PETCTではこの骨盤内再発腫瘍以外の転移病巣がみられないことから、サイバーナイフ治療の相談のため、当院を紹介されて来院されました。

治療経過：PETCT（Fig.1）では、骨盤内の右側に子宮体がん術後の骨盤内再発腫瘍がみられました。CT治療計画（Fig.3）を作成し、治療は12日間12分割で実施しました。

治療後：治療後は、特段の変化もなく経過しました。治療から4ヵ月後のPETCT（Fig.2）では、腫瘍の縮小退縮が確認されました。

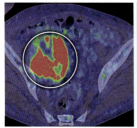 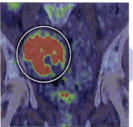 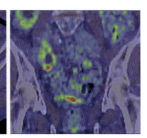

(Fig.1) 治療前のPETCT。子宮体がん術後の骨盤内再発が右側にみられる

(Fig.2) 治療から4ヵ月後のPETCT。再発腫瘍は縮小退縮がみられた

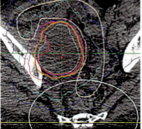 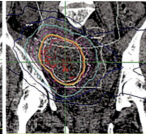 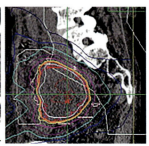

(Fig.3) CT治療計画図。赤い線で囲まれた部分が子宮体がんの再発腫瘍を示す

10 卵巣がん再発　70代女性

症状：5年前、大学病院で卵巣がんの手術を受けました。術後に化学療法が加えられましたが、本人の強い希望により短期間で打ち切られました。術後から2年後の追跡CT検査で、直径3cmの骨盤

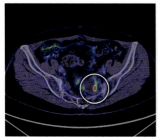 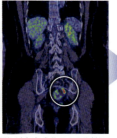 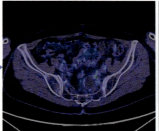 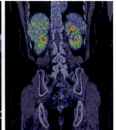

(Fig.1) 治療前のPETCT。直腸に接して周りが充実成分ののう胞性腫瘍がみられる

(Fig.2) 治療から3ヵ月後のPETCT。腫瘍は縮小傾向を示した

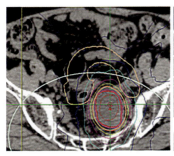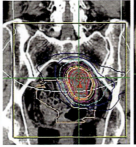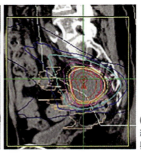

(Fig.3) CT治療計画図。赤い線で囲まれている部分が再発卵巣がんを示す

内腫瘍の再発がみつかり、それまで正常範囲にあった腫瘍マーカーも急激に上昇し始めました。そこで紹介されて当院へ来院されました。
治療経過：PETCT（Fig.1）では直腸に接して、充実成分に囲まれたのう胞性の腫瘍がみられ再発卵巣がんと考えられました。CT治療計画（Fig.3）を作成し、サイバーナイフ治療は通院による10日間10分割で実施しました。
治療後：治療から3ヵ月後のPETCT（Fig.2）によると、腫瘍は縮小傾向がみられました。また、紹介先より採血結果について、腫瘍マーカーは正常に復したとの連絡が入りました。

11 子宮頸がん（仙椎部転移） 60代女性

症状：5年前に子宮頸がんの両側卵巣転移の診断が出され、摘出手術が実施されました。術後は化学療法が繰り返し実施されましたが、翌年に仙骨前面の再発腫瘍が確認され、さらにその翌年まで放射線化学療法が追加されました。しかし腫瘍マーカーは上昇を続けるので、仙骨部再発転移の局所治療について紹介されて当院へ来院されました。

治療経過：PETCT（Fig.1）では仙骨部に子宮がんの再発腫瘍がみられました。CT治療計画（Fig.3）を作成し、サイバーナイフによる治療を10日間10分割で実施しました。
治療後：治療から3ヵ月後のPETCT（Fig.2）では、再発した仙椎部腫瘍は縮小退縮傾向を示していることが確認されました。

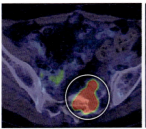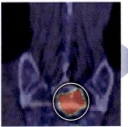

(Fig.1) 治療前のPETCT。仙骨部に子宮がんの再発腫瘍がみられる

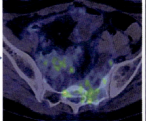

(Fig.2) 治療から3ヵ月後のPETCT。腫瘍は縮小傾向を示した

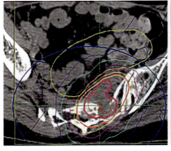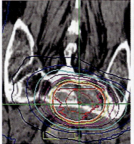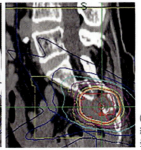

(Fig.3) CT治療計画図。赤い線で囲まれた部分が仙骨部再発腫瘍を示す

12 乳がん、多発骨転移（恥骨転移、腸骨転移） 70代女性

症状：13年前に右乳がんで摘出手術を受けました。ホルモンにわずかに反応するタイプでした。術後、化学療法は実施せず、ホルモン療法だけを行いました。3年後に鎖骨リンパ節転移がみつかり、リンパ節領域の放射線治療が1ヵ月半行われ、化学療法も追加されました。6年後に今度は、胸骨のそばに転移がみられ、再度その領域に同様の放射線治療が1ヵ月半行われ、以後、各種化学療法が継続されました。3年前に、疼痛の骨転移治療の相談のため、当院へ来院されました。

治療経過：PETCT（Fig.1,4）で、疼痛と一致する左腸骨や恥骨部に転移性腫瘍がみられました。CT治療計画（Fig.3,6）を作成して、腸骨転移の治療は5日間5分割で、恥骨転移の治療は3日間3分割でそれぞれサイバーナイフ治療を実施しました。

治療後：ほどなくして疼痛は緩和されました。治療から7ヵ月後のPETCT（Fig.2,5）では、治療部位の転移性腫瘍はともに、ほぼ縮小退縮傾向をみせました。

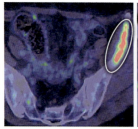 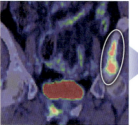 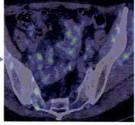 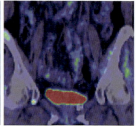

(Fig.1) 治療前のPETCT。左腸骨に乳がんの転移性腫瘍がみられる

(Fig.2) 治療から7ヵ月後のPETCT。腫瘍はほぼ縮小退縮の傾向を示した

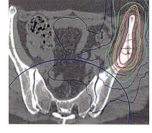 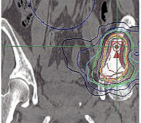 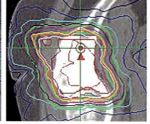

(Fig.3) CT治療計画図。赤い線で囲まれた部分が左腸骨の転移性腫瘍を示す

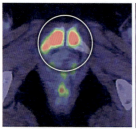 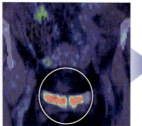 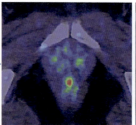

(Fig.4) 治療前のPETCT。両側恥骨部に乳がんの転移性腫瘍がみられる

(Fig.5) 治療から7ヵ月後のPETCT。腫瘍は縮小傾向を示した

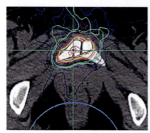 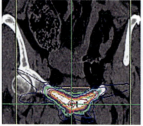 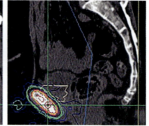

(Fig.6) CT治療計画図。赤い線で囲まれた部分が両側の恥骨の転移性腫瘍を示す

13 卵巣がん再発

60代女性

症状：9年前に総合病院で、卵巣がんの手術と、その後は引き続き化学療法を受けました。2年後に腟断端に腫瘍が再発し、化学療法の後、再手術で摘出されました。その4年後に再々発して開腹手術を行いましたが、S状結腸に癒着して摘出は困難となりました。がんの専門病院を紹介されて2年間、化学療法を続けましたが、腫瘍は次第に増大を続け、治療法がなくなったことから緩和医療をすすめられました。3年前にサイバーナイフ治療の相談のため当院へ来院されました。

治療経過：PETCT（Fig.1）では、骨盤腔を占拠するのう胞性の大きな再発卵巣がんがみられました。CT治療計画（Fig.5）を作成し、治療は10日間10分割で実施しました。

治療後：ゆっくりと縮小傾向をみせ、腹部の膨隆は改善されています。治療から9ヵ月後のPETCT（Fig.2）によると、腫瘍は縮小傾向を示していますが、悪性腫瘍としての性質は残っていることが確認されました。治療から2年2ヵ月後のCT（Fig.4）では、さらに腫瘍の縮小傾向が明らかとなっています。

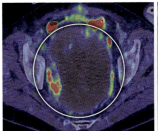
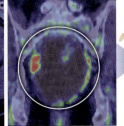

(Fig.1) 治療前のPETCT。骨盤腔を占拠する大きな卵巣がんがみられる

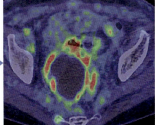
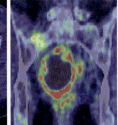

(Fig.2) 治療から9ヵ月後のPETCT。骨盤腔の卵巣がんは縮小傾向をみせた

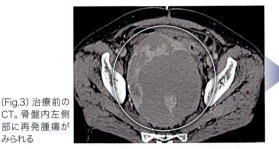

(Fig.3) 治療前のCT。骨盤内左側部に再発腫瘍がみられる

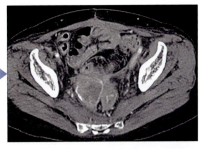

(Fig.4) 治療から2年2ヵ月後のCT。骨盤内腫瘍は明らかな縮小退縮を示した

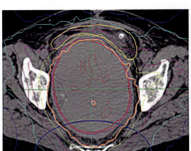
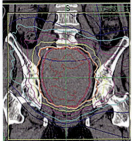
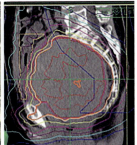

(Fig.5) CT治療計画図。赤い線で囲まれた部分が仙骨部再発腫瘍を示す

14 卵巣がん　　70代女性

症状：20年以上前に直腸がんの手術を受けて、術後に化学放射線治療が加えられました。7年前に右肺腺がん、5年前に左肺腺がんをそれぞれ胸腔鏡での手術により摘出しました。この肺腺がんの手術のときに撮ったCTで初めて、卵巣腫瘍が指摘されました。以後、大学病院で経過観察を続けてきましたが、直腸がんの手術と放射線治療の影響により肛門や腟など局所が狭小化して診察、生検、超音波検査、手術などが充分に施行しにくくなっており、MRや腫瘍マーカーで追跡を試みられました。腫瘍マーカーが上昇してきたことから、治療の相談のため当院に来院されました。

治療経過：PETCT（Fig.1）では骨盤腔右に卵巣がんがみられました。CT治療計画（Fig.3）を作成し、7日間7分割によるサイバーナイフ治療を実施しました。

治療後：治療から10ヵ月後のPETCT（Fig.2）では、卵巣がんの縮小退縮傾向がみられました。

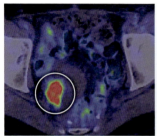
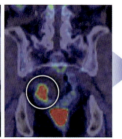

(Fig.1) 治療前のPETCT。骨盤腔右に卵巣がんがみられる

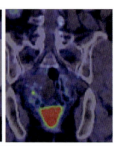

(Fig.2) 治療から10ヵ月後のPETCT。卵巣がんの縮小退縮傾向がみられる

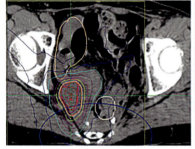
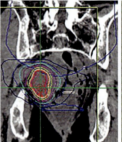
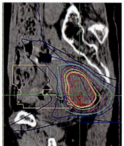

(Fig.3) CT治療計画図。赤い線で囲まれている部分が肋骨転移を示す

15 肝細胞がん　骨盤内転移　　60代男性

症状：5年前にC型肝炎より肝細胞がんが発生し、紹介された大学病院で摘出手術が実施されました。術後による経過で比較的短期間に腫瘍マーカーが再上昇をきたしました。CT検査の後、PETCTで肝細胞がんの骨盤内転移が発見されました。その大きな骨盤内転移性腫瘍の治療について、当院へ相談にみえました。

治療経過：PETCT（Fig.1）では、右腸骨に沿って大きな転移性腫瘍がみられました。CT治療計画（Fig.3）を作成し、サイバーナイフ治療を10日間10分割で実施しました。

治療後：その後、いくつかの他部位の骨転移がみられるたびに、それぞれにサイバーナイフ治療を追加しました。治療から1年6ヵ月後のPETCT（Fig.2）では、骨盤内の転移性腫瘍は縮小傾向を示し、腫瘍が制御されていることが確認されました。

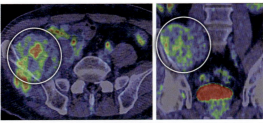 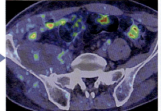 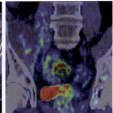

(Fig.1) 治療前のPETCT。骨盤内に肝細胞がんの転移性腫瘍がみられる

(Fig.2) 治療から1年6ヵ月後のPETCT。骨盤内の転移性腫瘍は縮小傾向を示した

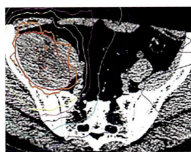 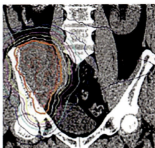 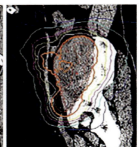

(Fig.3) CT治療計画図。赤い線で囲まれた部分が肝細胞がんの骨盤内の転移性腫瘍を示す

column

定位放射線治療機サイバーナイフは世界でどのくらい導入されているか

　私の記憶では、2007年頃のアリゾナでの年一度のサイバーナイフユーザーミーティングに参加して、夜の懇親パーティーで隣に座られた綺麗な女医さんと話をしたときに、彼女曰く、来年（2008年）からロンドンにイギリスで最初のサイバーナイフセンターが開設されること、そして、そのスタッフであると話されていたと記憶しています。このころのヨーロッパ全体では、おそらく、ドイツ、ミュンヘンやイタリア、ピセンザ、ポルトガル、リスボンなどに5～6台入っているだけで、イギリスもフランスも導入施設はなかったかと思います。

　ちょうど同じ時期に、日本では宇部の斉藤先生、大阪大学の井上教授、塩見先生、岡山の土井先生、馬場先生、熊本の古後先生をはじめとして、20台ほど導入されていたと思います。現在（2016年時点）は別表の通りで、ドイツ11台、フランス10台、イギリス7台、イタリア8台、韓国9台、中国21台、台湾4台、トルコ11台、日本28台、そして地元アメリカ152台と世界中への普及がみられ、総計313台が導入されているようです。経済環境や地域の広さを考えるとヨーロッパ、アメリカ、中国、韓国、台湾、インド、トルコ、そして日本などで、特に多くの導入がみられるといえます。

　一方、日本全国で現在どのくらいの標準的な放射線治療が可能な放射線治療機リニアック（直線加速器）が導入されているかといいますと、年1回の統計をみると全国で約1050台が導入されていることがわかります。このうち、サイバーナイフと同じように定位放射線治療を実施することが可能な機器は約650台導入されていることがわかります。同じ定位放射線治療と呼称されていても、それぞれに概念や実行しようとする目標やその結果には、やはり少しずつ差異がみられるかと思います。

高精度治療の現状と今後
　サイバーナイフは定位放射線治療に特化した専用機ですが、いわゆる"定位放射線治療"が今後どのように評価されて、どのように発展し、またどのように変化してゆくのか、大変に興味がもたれる事柄といえます。定位放射線治療を実施する治療医の治療理念、治療の目標が少しずつ変化すれば、それを実行する道具である治療器も、治療ソフトも、それに応じて改良されていくのは当然の流れだと思います。

　定位放射線治療の専用機サイバーナイフを最初に考案・開発したアドラー教授は、すでにご自身で創設したシリコンバレーのAccuray社を2009年に離れています。彼は2010年より、高精度放射線治療機（直線加速器、リニアック）を世界中の市場、放射

線治療現場の60％以上に約4700台を送り出しているマンモス企業、米国Varian社のvice presidentに迎えられ、新たな治療機器の開発に精力を注いでいたようです。これも今後の展開、発展に関心がもたれるところです。

　高精度放射線治療とは、がん周囲の正常組織に対する放射線の線量は低く抑えつつ、がんに対しては効果的に高線量を照射し、副作用が少なく効果の高い治療を実現しようとする方法ですが、これらを指して、三次元原体放射線治療（3D-CRT；Three-dimensional conformal radiation therapy）、強度変調放射線治療（IMRT；intensity modulated radiotherapy）、画像誘導放射線治療（IGRT；Image-guided radiotherapy）、定位放射線治療（SRT；stereotactic radiotherapy）などの概念があります。今後ますますこれらの治療理念、治療目標の概念がさらに織り交ざり、治療効果と治療成績を評価しつつ、大きな流れが変化を形成していくのではないかと想像されます。

世界におけるサイバーナイフの導入台数

国名	CK	国名	CK
アメリカ	152	台湾	4
アイルランド	1	チェコ	1
アラブ首長国連邦	0	中国	21
イギリス	7	チリ	1
イタリア	8	ドイツ	11
インド	5	トルコ	11
ウクライナ	1	日本	28
エルサルバドル	0	パキスタン	2
オーストラリア	1	フィリピン	0
オランダ	1	フィンランド	1
カタール	1	フランス	10
カナダ	4	ベトナム	1
韓国	9	ベネズエラ	2
ギリシャ	1	ベルギー	1
コロンビア	1	ポーランド	3
サウジアラビア	2	ポルトガル	1
中国（四川省）	0	香港	1
シンガポール	0	マレーシア	1
スイス	2	ミャンマー	1
スウェーデン	0	メキシコ	2
スペイン	1	ラトビア	1
スリランカ	0	ルーマニア	0
タイ	3	ロシア	9
		合計	313

（出典）Accuray社HPより（2016年8月末現在）

著者あとがき

「サイバーナイフによる定位放射線治療」と題して、これまで実際に経験した治療例を部位別に大別して、①頭蓋内病変、②頭頸部病変、③胸部病変、④腹部病変、⑤骨盤内病変に分類してお示ししました。実際にどのような経緯で、どういった例を、どのように治療しているのか、少しでも参考になればと思います。これらはなかなか言葉で記載することではお伝えできない要素が多く、画像を多く使用することをお許しいただきました。

この本をまとめるべく、休みや深夜に資料を眺めていると、30年前に毎日毎日、朝から深夜まで夢中になって目の前の患者さんと仕事に取り組んでいた秋葉原の病院での日々をふと思い出します。あのとき、ともに一緒に働いた多くの人たちが今、臨床の現場の第一線で教授であったり、部長であったり、副院長であったりして大活躍しています。

サイバーナイフを見学学習するべく米国スタンフォード大学やシリコンバレーのアキュレイ社に最初にでかけたとき、1週間、仕事をわざわざ休んで一緒にアメリカまでお付き合いいただいたA氏は、今も恵比寿の病院で日本一の手術の腕を振るい変わらずの大活躍です。著名な大学教授になったB氏とC氏とは時々、診療情報のやり取りをします。やや遠方の大学教授のD氏は、変わらず暖かな情報や忠告をいただきます。

腫瘍、がんの治療は本当に難しいと思います。困難ばかりの毎日です。根治治療、姑息的治療、緩和的治療といくつかの名称で呼称されることもあります。いろいろな分野の治療医の方々との情報のやり取りで、私の毎日は成り立っています。がん治療専門の婦人科医、頭頸部がんの専門医、肺がんなど呼吸器科がん治療の専門医、肝細胞がんの専門治療医、乳がん治療の専門医、消化管のがんの専門医、歯科・口腔がんの専門医、甲状腺がんの専門医、前立腺がんに精通する泌尿器科医、抗がん剤治療に精通する化学療法内科医、経験豊富な脳神経外科医、悪性血液疾患を扱う血液内科医、そして標準的な治療手段に精通した放射線治療医、彼らから多くの貴重な意見を聞き、教えや依頼を受けて、個々の状況を冷静に判断して、でき得る最良のことを丹念に、継続実行することが私どもの治療だと思っています。

もちろん、放射線治療の方法のたった一つが、サイバーナイフの定位放射線治療という手段であろうと思います。サイバーナイフは、私どもが愛着を持って使い慣れた治療道具で、外科医のハサミや吸引管や針糸に相応するものです。使い慣れた優れた道具を用いて、治療医が何人の治療を経験してきたかという経験と実績とが役に立つと思います。

今も従前とまったく変わりなく頻繁に厳しい怒りや優しい叱咤、激励、ご忠告を、共著者である福島孝徳先生よりいただきつつ、今後も引き続き治療にあたっていきたいと願っています。

こんなことをしているのかと、今現在は思われるかもしれませんし、こんなことをしていた時期があったのかと、少し後世になって思われるかもしれませんが、腫瘍、がん治療の一つのマイルストーンであることは間違いないと思います。

本書が、サイバーナイフの定位放射線治療に興味を持たれた各方面の方々に、一つの情報の入り口としてお役に立つことができれば幸いです。監修の労をいただきました渡邉一夫先生、堀智勝先生にこの場を借りて改めて感謝申し上げます。

新百合ケ丘総合病院
放射線治療科　サイバーナイフ診療部部長
宮﨑紳一郎

監修者プロフィール

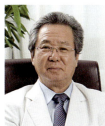

渡邉一夫
（わたなべ　かずお）

南東北グループ理事長。医学博士。
1971年福島県立医科大学医学部卒業。1973年秋田大学文部教官助手、1979年高知市長尾病院脳神経外科部長、1981年南東北脳神経外科病院院長。1984年財団法人脳神経疾患研究所理事長、同南東北病院院長。1991年北京大学客員主任教授。2004年福島県立医科大学臨床教授、藤田保健衛生大学臨床教授。「すべては患者さんのために」を理念に掲げ、脳疾患が多い東北地方にいち早くCT・MR機器を導入し、PET機器の導入や最先端のがん治療である「がん陽子線治療センター」を開設するなど、精力的な病院経営を行っている。最近では世界初のサイクロトロンによるがん治療の理想とされる中性子治療の治験が始まろうとしている。

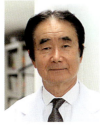

堀　智勝
（ほり　ともかつ）

新百合ケ丘総合病院客員名誉院長、東京脳神経センター病院院長。医学博士。
1944年生まれ。1968年東京大学医学部医学科卒業。1977年東京都立駒込病院脳神経外科医長、1984年鳥取大学医学部脳神経外科教授、1998年東京女子医科大学脳神経センター脳神経外科学主任教授、2009年森山記念病院名誉院長に就任。2012年新百合ケ丘総合病院名誉院長。2016年8月より現職。
第16回日本脳神経外科コングレス会長（松江、1996）、第66回日本脳神経外科学会会長　2006、日本脳神経財団評議員、日本てんかん学会名誉会員、日本てんかん財団評議員、脳卒中学会専門医・名誉会員、日本疼痛学会名誉会員、日本頭痛学会専門医を始めとして、現在、国内外の学会の役員を多数兼任。

著者プロフィール

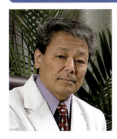

福島孝徳
（ふくしま　たかのり）

カロライナ頭蓋底手術センター所長、デューク大学脳神経外科教授。
1942年生まれ。1968年東京大学医学部卒業後、ドイツ・ベルリン自由大学（2年間）、米国メイヨー・クリニック（3年間）。1978年東京大学医学部附属病院脳神経外科助手。1980年三井記念病院脳神経外科部長、頭蓋底の鍵穴手術法を確立。1991年南カリフォルニア大学医療センター脳神経外科教授。1994年ペンシルバニア医科大学アルゲニー総合病院脳神経外科教授、アルゲニー脳神経研究所頭蓋底手術センター所長。1998年より現職。現在、カロライナ脳神経研究所、デューク大学、ウエスト・ヴァージニア大学教授　スウェーデンカロリンスカ研究所、フランス・マルセイユ大学教授、イタリア・ローマ大学、ピサ大学、ドイツ・フランクフルト大学客員教授兼任。

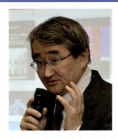

宮﨑紳一郎
（みやざき　しんいちろう）

新百合ケ丘総合病院放射線治療科サイバーナイフ診療部部長。医学博士。
1953年生まれ。1978年順天堂大学医学部卒業。
鍵穴手術を確立する時期の福島孝徳先生の三井記念病院で脳腫瘍、神経血管減圧術の治療にあたる。3人いる福島式顕微鏡手術免許皆伝の2人目。10年前より定位放射線治療に専従することを選択。数カ所のサイバーナイフセンターを立ち上げ、2012年8月より新百合ケ丘総合病院放射線治療科サイバーナイフ診療部部長。現在（2016年8月）までの治療例は6000例を超える。

サイバーナイフによる定位放射線治療
がん治療の120症例にみる症状緩和の実際

2016年10月15日　初版発行

監 修 者	渡邉一夫　堀　智勝
著　　者	宮﨑紳一郎　福島孝徳
発 行 者	福地　健
発　　行	株式会社近代セールス社
	〒164-8640　東京都中野区中央1-13-9
	電話　03-3366-5701
	FAX　03-3366-2706
編集協力	金田雄一
装　　丁	樋口たまみ
デザイン	井上　亮
イラスト	Rococo Creative
取材協力	新百合ケ丘総合病院
	株式会社千代田テクノル／日本アキュレイ株式会社
印刷・製本	株式会社木元省美堂

Ⓒ2016　Shinichiro Miyazaki / Takanori Fukushima
本書の一部あるいは全部を無断で複写・複製あるいは転載することは、法律で定められた場合を除き著作権の侵害になります。
ISBN978-4-7650-2052-7